Nima Wangziom Mosobi
Ajay Kumar Nagpal

Matrix Metalloproteinase em dentisteria conservadora e endodontia

Nima Wangziom Mosobi

Ajay Kumar Nagpal

Matrix Metalloproteinase em dentisteria conservadora e endodontia

ScienciaScripts

Imprint

Any brand names and product names mentioned in this book are subject to trademark, brand or patent protection and are trademarks or registered trademarks of their respective holders. The use of brand names, product names, common names, trade names, product descriptions etc. even without a particular marking in this work is in no way to be construed to mean that such names may be regarded as unrestricted in respect of trademark and brand protection legislation and could thus be used by anyone.

Cover image: www.ingimage.com

This book is a translation from the original published under ISBN 978-620-7-65173-3.

Publisher:
Sciencia Scripts
is a trademark of
Dodo Books Indian Ocean Ltd. and OmniScriptum S.R.L publishing group

120 High Road, East Finchley, London, N2 9ED, United Kingdom
Str. Armeneasca 28/1, office 1, Chisinau MD-2012, Republic of Moldova, Europe
Printed at: see last page
ISBN: 978-620-7-92846-0

Índice

Lista de abreviaturas

1.	MMP	Matrix metalloproteinases
2.	Zn	Zinc
3.	Ca	Calcium
4.	ECM	Extracellular Matrix
5.	BM	Basement membrane
6.	TIMP	Tissue inhibitors of metalloproteinases
7.	MT-MMP	Membrane type matrix metalloproteinases
8.	GPI	Glycosylphosphatidylinositol
9.	CA-MMP	Cysteine array matrix metalloproteinases
10.	NA	Not applicable
11.	PDB	Protein data bank
12.	GXD	Gene expression database
13.	NMR	Nuclear magnetic resonance
14.	TNF	Tumor necrosis factor
15.	T-Cell	Thymus cell
16.	cDNA	Complementary deoxyribonucleic acid
17.	EST	Expressed sequence tag
18.	HgCl$_2$	Mercury (II) chloride
19.	SDS	Sodium dodecyl sulfate
20.	NO	Nitric oxide
21.	PG	Proteoglycan
22.	DSP	Dentin sialoprotein
23.	DPP	Dentin phosphoprotein
24.	RNA	Ribonucleic acid
25.	BMP	Bone morphogenetic protein
26	TGF	Transforming growth factor
27.	GCF	Gingival crevicular fluid
28.	PMN	Polymorphonuclear leukocyte
29.	kDa	Kilodalton
30.	OPN	Osteopontin
31.	PCR	Polymerase chain reaction

32.	ISH	In situ hybridization
33.	DEJ	Dentin-enamel junction
34.	GAG	Glycosaminoglycan
35.	CS	Chondroitin sulfate
36.	DS	Dermatan sulfate
37.	KS	Keratan sulfate
38.	CIA	Chondrogenic Inducing Agents
39.	Cat K	Cathepsin K
40.	ICTP	Pyridinoline cross-linked carboxyterminal telopeptide of type-I collagen
41.	CTX	Cross-linked C-telopeptide of type I collagen
42.	FEI-SEM	Field-emission scanning electron microscopy
43.	LPS	Lipopolysaccharides
44.	IL	Interleukin
45.	$Ca(OH)_2$	Calcium hydroxide
46.	RCT	Root canal treatment
47.	CAP	Chronic apical periodontitis
48.	DMC	Dentin matrix components
49.	SDS-PAGE	Sodium dodecyl-sulfate polyacrylamide gel electrophoresis
50.	Micro-CT	Microcomputed tomography
51.	HL	Hybrid layer
52.	CHX	Chlorhexidine
53.	DOM	Demineralized organic matrix
54.	EC	Erosive challenge
55.	DM	Demineralization period
56.	DC	Collagen degradation
57.	CMT	Chemically modified tetracyclines
58.	LU	Lupinus albus
59.	EGCG	Epigallocatechin gallate
60.	ELISA	Enzyme-linked immunosorbent assay

INTRODUÇÃO

As metaloproteinases de matriz (MMPs) foram descritas inicialmente em 1962, por Jerome Gross e Charles Lapiere, enquanto observavam a atividade enzimática (degradação da tripla hélice de colagénio) durante a metamorfose da cauda do girino (colocando uma cauda de girino numa placa de matriz de colagénio). Mostraram que o girino anuro tinha uma forte atividade colagenolítica na pele, no intestino e nas guelras, tecidos que sofreram a remodelação mais radical durante a metamorfose. Mais tarde, foi purificada a partir da pele humana (1968) e reconheceu-se que era sintetizada como um zimogénio. A primeira evidência de atividade colagenolítica na dentina foi relatada no início dos anos 80, tanto em dentina cariada como intacta.

O termo MMP foi cunhado por Okada *et al.* em 1987.

As MMPs são enzimas endógenas dependentes de Zn^{2+} e Ca^{2+}, conhecidas por desempenharem um papel fundamental na transformação catabólica da matriz extracelular (ECM)

componentes.[1]

As metaloproteinases de matriz são um grupo de mais de 25 enzimas segregadas e ligadas à membrana que representam uma classe de enzimas responsáveis pela degradação de substratos pericelulares, incluindo proteases, factores de coagulação, moléculas quimiotácticas, factores de crescimento latentes, receptores de superfície celular, moléculas de adesão celular e quase todas as proteínas estruturais da MEC. Consequentemente, são um ator importante na modelação normal dos tecidos, na diferenciação durante o desenvolvimento e na modulação do comportamento celular.[2]

Pertencem a uma família mais vasta de proteases conhecida como a superfamília das metzincinas, com uma caraterística funcional de ligação ao zinco no local catalítico e com um motivo "Met-turn" conservado. As MMPs são produzidas por uma grande variedade de tipos de células que incluem células epiteliais, fibroblastos, células endoteliais, células inflamatórias e até células semelhantes a cementoblastos. De acordo com os estudos de investigação realizados até à data, as MMPs também regulam a atividade de vários substratos bioactivos não pertencentes à MEC, incluindo factores de crescimento, citocinas, quimiocinas e receptores celulares, que determinam o microambiente tecidular.[1]

Desempenham um papel essencial na homeostase e estão também envolvidas em numerosas condições patológicas da MEC, nomeadamente inflamação e degradação do osso, doença autoimune e invasão, migração de células cancerígenas através da membrana basal, como na metástase tumoral. Assim, as proteínas da família das MMP desempenham um papel duplo na patogénese da inflamação, estimulando as funções protectoras da imunidade inata e/ou adaptativa, bem como a destruição dos tecidos.[3]

Com base na sua suposta especificidade de substrato e homologias internas, as MMPs são classificadas em cinco classes principais - colagenases, gelatinases, estromelisinas, matrilisinas, MMPs de tipo membranar e outras.

O seu papel nas condições patológicas de destruição dos tecidos é evidente, mas ainda não está completamente esclarecido. A sua expressão é regulada por citocinas pró-inflamatórias e factores de crescimento, bem como por componentes da MEC. As colagenases incluem a MMP-1 (colagenase-1), a MMP-8 (colagenase-2) e a MMP-13 (colagenase-3). As gelatinases (colagenase de tipo IV) incluem a MMP-2 (gelatinase A) e a MMP-9 (gelatinase B). As colagenases e as gelatinases, que tendem a quebrar os colagénios e as lamininas, são consideradas as principais MMPs responsáveis pela destruição da MEC e da BM em muitas condições patológicas.

Embora as MMPs sejam activadas extracelularmente ou à superfície das células, algumas delas também podem ser activadas intracelularmente.[4]

A atividade das MMPs é altamente controlada de modo a confiná-las a uma área específica. A proteólise do plasminogénio inicia uma cascata de ativação que conduz à clivagem das MMP, sendo cada passo controlado por um ativador ou inibidor específico denominado inibidores tecidulares das metaloproteinases (TIMP). Qualquer desequilíbrio na expressão ou atividade das MMP pode ter consequências graves na doença. A degradação controlada da MEC é essencial em várias situações fisiológicas, incluindo a remodelação dos tecidos durante o desenvolvimento, a reparação dos tecidos, a angiogénese, a remodelação óssea, o crescimento dos nervos, a resposta imunitária, a apoptose, etc. Pelo contrário, a sua atividade não regulada tem sido implicada em numerosos processos de doença.[5]

As MMPs foram isoladas da dentina, do tecido pulpar e dos odontoblastos, onde desempenham um papel importante na formação da matriz da dentina, modulando a progressão da cárie e a formação da dentina secundária. Várias evidências apoiam o papel fundamental das MMPs durante o desenvolvimento, a remodelação e a destruição dos tecidos orais.[2]

TIPOS DE MMPs

TABLE 1. Matrix Metalloproteinases

Enzyme	MMP	Human Chromosome	3D Structure (PDB Code)
Collagenases			
Interstitial collagenase; collagenase 1	MMP-1	11q22-q23	Mature protein; 1FBL cat domain; 1CGF, 2TCL, 1AYK, 2AYK, 1HFC, 1CGL, 1CGE, 966C, 3AYK, 4AYK
Neutrophil collagenase; collagenase 2	MMP-8	11q21-q22	Cat domain; 1MNC, 1I76, 1JAO, 1MMB, 1JAN, 1JAP, 1JAQ, 1I73, 1KBC, 1A85, 1A86, 1BZS, 1JJ9, 1JH1
Collagenase 3	MMP-13	11q22.3	Cat domain; 1CXV, 1FM1, 1FLS, 456c, 830c, 1EUB Hpx domain; 1PEX
Collagenase 4 (*Xenopus*)	MMP-18	NA	
Gelatinases			
Gelatinase A	MMP-2	16q13	proMMP-2; 1CK7; proMMP-2–TIMP-2 complex; 1GXD; cat domain; 1QIB, 1HOV, 1EAK; Hpx domain; 1GEN, 1RTG; Fn; 1CXW, 1KS0
Gelatinase B	MMP-9	20q11.2-q13.1	Pro-cat domain; 1L6J; cat domain; 1GKC, 1GKD; Hpx domain; 1ITV
Stromelysins			
Stromelysin 1	MMP-3	11q23	Pro-cat domain; 1SLM; cat domain; D8M, 1CIZ, 1CAQ, 1B8Y, 2SRT, 1HFS, 1SLN, 2USN, 1USN, 1D5J, 1BQO, 1D7X, 1D8F, 1BIW, 1UMS, 3USN, 1UMT, 1BM6, 1B3D, 1CQR, 1G4K, 1G49, 1HY7, 1G05; complex with N-TIMP-1; 1UEA
Stromelysin 2	MMP-10	11q22.3-q23	
Stromelysin 3	MMP-11	22q11.2	1HV5
Matrilysins			
Matrilysin 1; Pump-1	MMP-7	11q21-q22	Cat domain; 1MMP, 1MMQ, 1MMR
Matrilysin 2	MMP-26	11p15	
Membrane-type MMPs			
Transmembrane			
MT1-MMP	MMP-14	14q11-q12	Cat domain in complex with TIMP-2; 1BQQ, 1BUV
MT2-MMP	MMP-15	15q13-q21	
MT3-MMP	MMP-16	8q21	
MT5-MMP	MMP-24	20q11.2	
GPI anchor			
MT4-MMP	MMP-17	12q24.3	
MT6-MMP	MMP-25	16p13.3	
Others			
Macrophage elastase	MMP-12	11q22.2-q22.3	Cat domain 1JK3, 1JIZ
No trivial name	MMP-19	12q14	
Enamelysin	MMP-20	11q22.3	
XMMP (*Xenopus*)	MMP-21	ND	
CA-MMP	MMP-23	1p36.3	
CMMP (*Gallus*)	MMP-27	11q24	
Epilysin	MMP-28	17q21.1	

Tabela.1 Grupos de MMPs listados com os seus nomes triviais e cromossómicos

ESTRUTURA DO MMP

As MMPs têm uma estrutura de domínio comum que consiste em:

- Pro-peptídeo/prodomínio
- Domínio catalítico
- Domínio C-terminal semelhante à hemopexina, que está ligado ao domínio catalítico por uma região de charneira flexível.
- Na extremidade, um domínio transmembranar, uma âncora de fosfatidilinositol glicosilado ou uma cauda citoplasmática.

O domínio da hemopexina contribui para o reconhecimento do substrato, a ativação da enzima e a localização da protease.[6]

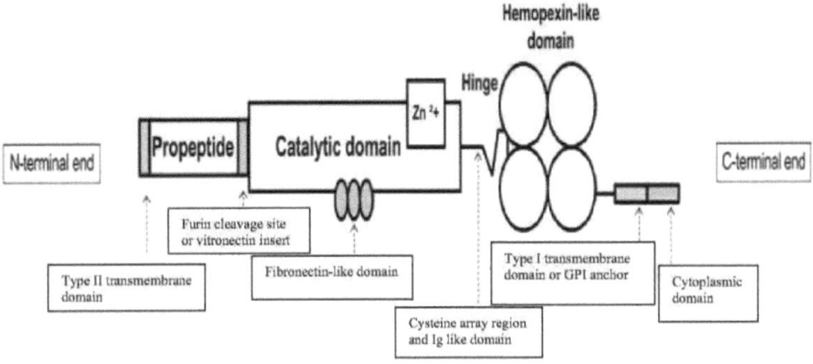

MMP	Propeptide	Furin cleavage site	Vitronectin insert	Fibronectine-like domain	Catalytic domain	Hemopexin-like domain	Transmem-brane domain	GPI anchor	Cytoplasmic domain	Cysteine array region and Ig like domain
7,26	■				■					
1,3,8,10,12,13 18,19,20,27	■				■	■				
2,9	■			■	■	■				
21	■	■	■		■	■				
11,28	■	■			■	■				
14,15,16,24	■	■			■	■	■ Type I		■	
17,25	■	■			■	■		■		
23	■	■			■		■ Type II			■

Figura 1: Estrutura de domínio das diferentes MMPs

Estruturas tridimensionais (3D) das MMPs

A cristalografia de raios X e a ressonância magnética nuclear (RMN) determinaram as estruturas 3D de várias MMPs (**Quadro 1**). A estrutura do prodomínio é conhecida para a MMP-2, MMP-3 e MMP-9. Consiste em três hélices α e anéis de ligação (**Figura 2B**).

O primeiro loop entre a hélice 1 e 2 é uma "região isco" sensível à protease.

Uma região peptídica alargada após a hélice 3 situa-se na fenda de ligação ao substrato do domínio catalítico. Esta região contém o interrutor de cisteína conservado, que forma um quarto ligando do zinco do sítio ativo, mantendo o zimogénio inativo. É notável que a orientação da espinha dorsal do propeptídeo à medida que interage com a fenda do sítio ativo seja oposta à de um substrato peptídico. No entanto, as ligações de hidrogénio que estabelece com o sítio ativo são idênticas às de uma estrutura de substrato.[7]

As dobras da cadeia polipeptídica dos domínios catalíticos são essencialmente sobreponíveis. A cadeia é constituída por uma folha β-pregueada de 5 cadeias, três hélices α e anéis de ligação (**Figura 2C**). Este domínio da proteinase contém um zinco catalítico, um zinco estrutural e, geralmente, três iões de cálcio. A fenda de ligação ao substrato é formada pela cadeia IV, a hélice B e a região do laço alargado após a hélice B. Três histidinas coordenam o zinco do sítio ativo. A região do laço contém o "Met-turn" conservado, uma base para suportar a estrutura em torno do zinco catalítico. O quarto ligando do zinco catalítico é uma molécula de água. O ácido glutâmico adjacente à primeira histidina é essencial para a catálise.

Na orientação mostrada na **Figura 2C**, um substrato liga-se à fenda do sítio catalítico da esquerda para a direita em relação aos seus terminais N e C, e o grupo carbonilo da ligação peptídica coordena-se com o zinco do sítio ativo. Isto desloca a molécula de água do átomo de zinco.

A hidrólise do péptido é assistida pelo grupo carboxilo do glutamato, que serve de base geral para retirar um protão da molécula de água deslocada, facilitando assim o ataque nucleofílico da molécula de água ao carbono carbonílico da ligação cissil do péptido. Uma bolsa à direita do zinco do sítio ativo, denominada bolsa de especificidade ou bolsa S1, acomoda a cadeia lateral do resíduo do substrato, que se torna o novo N-terminal após a clivagem. As dimensões da bolsa S1 variam entre as MMPs e este é um dos principais factores determinantes da especificidade do substrato.[8]

Três repetições dos domínios de fibronectina tipo II encontrados na MMP-2 e na MMP-9 estão inseridas entre a quinta cadeia β e a hélice do sítio catalítico (**Figuras 2A e 2D**). A estrutura de cada domínio da fibronectina consiste em duas folhas β antiparalelas, ligadas por uma hélice α curta e estabilizadas por duas ligações dissulfureto. Estudos de RMN indicaram que os domínios 2 e 3 são bastante flexíveis, possivelmente interagindo simultaneamente com vários locais na MEC.[9]

Os domínios da hemopexina têm uma dobra em hélice β de 4 lâminas, com uma única ligação dissulfureto estabilizadora entre as lâminas I e IV (**Figura 2E**). Os domínios da hemopexina da MMP-9 formam um homodímero assimétrico através da lâmina IV. A assimetria é o resultado de mudanças na estrutura das lâminas III e IV na dimerização, o que altera suas propriedades físico-químicas. O domínio hemopexina da MMP-9 liga-se ao domínio C-terminal do TIMP-1. No entanto, as formações deste complexo e do dímero de MMP-9 são mutuamente exclusivas, provavelmente devido a uma sobreposição do local de ligação do TIMP-1 e da interface do dímero. O domínio de hemopexina da MMP-9 recombinante liga-se à gelatina e é capaz de inibir a invasão de células de melanoma. O TIMP-2 liga-se ao domínio hemopexina da proMMP-2. A estrutura cristalina deste complexo (**Figura 2A**) mostra que esta interação se processa através do domínio C-terminal do TIMP-2 e das lâminas III e IV do domínio da hemopexina; o domínio inibitório N-terminal do TIMP-2 é livre para interagir com outras MMPs.[10]

Os domínios β-Propeller com um maior número de lâminas encontram-se noutras proteínas, como as proteínas G heterotriméricas, a clatrina e a subunidade - das integrinas. Estes domínios medeiam frequentemente as interacções proteína-proteína.

Dependendo da MMP específica, o domínio semelhante à hemopexina é importante para a especificidade do substrato e é necessário para a ativação da proMMP-2 e para a dimerização da MT1-MMP e da MMP-9.[11]

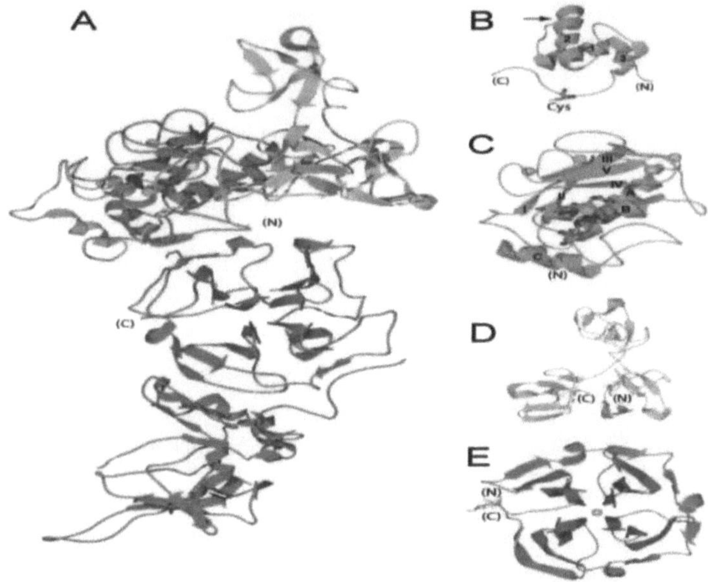

Figura 2. Estrutura 3D das MMPs: diagrama em fita das estruturas das MMPs.

A. É apresentado o complexo ProMMP2-TIMP-2 (1GXD). A cor de laranja indica o pró-peptídeo; a cor verde, o domínio catalítico; a cor-de-rosa, os domínios da fibronectina; a cor vermelha, o domínio da hemopexina; e a cor azul, a TMP-2. Os átomos de zinco são cor-de-rosa e os átomos de cálcio são cinzentos.

B. No pró-peptídeo da MMP-2, é mostrada a cisteína do motivo de comutação da cisteína. A seta indica a posição da clivagem inicial que resulta na ativação parcial.

C. É apresentado o domínio catalítico da MMP-1. Os filamentos β estão numerados de I a V; as hélices α estão identificadas de A a C. A ordem N-terminal (N) a C-terminal (C) dos filamentos β e das hélices α é I-A-II-III-IVV-B-C. São indicadas as histidinas que coordenam o zinco do sítio ativo e o ácido glutâmico do sítio ativo.

D. Os 3 domínios de fibronectina da MMP-2 são mostrados com as suas 2 ligações dissulfureto cada.

E. É apresentado o domínio da hemopexina da MMP-1 com 4 lâminas β-propulsoras. É visível uma ligação dissulfureto entre as lâminas I e IV.

Colagenases

As MMP-1, MMP-8, MMP-13 e MMP-18 *(Xenopus)* fazem parte deste grupo. A principal caraterística destas enzimas é a sua capacidade de clivar os colagénios intersticiais I, II e III num local específico a três quartos do terminal N. As colagenases também podem digerir uma série de outras moléculas da MEC e de outras moléculas.[12]

Gelatinases

A gelatinase A (MMP-2) e a gelatinase B (MMP-9) pertencem a este grupo. Digerem prontamente os colagénios desnaturados, as gelatinas. Estas enzimas têm três repetições de um domínio de fibronectina de tipo II inserido no domínio catalítico, que se liga à gelatina, aos colagénios e à laminina. A MMP-2, mas não a MMP-9, digere os colagénios de tipo I, II e III. Embora os ratinhos com MMP-2 nula se desenvolvam sem qualquer anomalia aparente, as mutações na MMP-2 humana que resultam na ausência de enzima ativa estão associadas a uma forma autossómica recessiva de osteólise multicêntrica, uma doença genética rara que causa a destruição e reabsorção dos ossos afectados. Isto sugere que a MMP-2 em humanos é importante para a osteogénese.[13]

Stromelysins

A estromelisina 1 (MMP-3) e a estromelisina 2 (MMP-10) têm ambas especificidades de substrato semelhantes, mas a MMP-3 tem uma eficiência proteolítica superior à da MMP-10 em geral. Além de digerir os componentes da MEC, a MMP-3 ativa uma série de proMMPs, e a sua ação sobre uma proMMP-1 parcialmente processada é fundamental para a geração de uma MMP-1 totalmente ativa. A MMP-11 é designada por estromelisina 3, mas é normalmente agrupada com "outras MMPs" porque a sequência e a especificidade do substrato divergem das da MMP-3. 4[1]

Matrilisinas

As matrilisinas são caracterizadas pela ausência de um domínio de hemopexina. A matrilisina 1 (MMP-7) e a matrilisina 2 (MMP-26), também designada endometase, pertencem a este grupo. Para além dos componentes da MEC, a MMP-7 processa moléculas da superfície celular, como a pró-α-defensina, o ligando Fas, o fator de necrose tumoral (TNF)-α e a E-caderina. A matrilisina 2 (MMP-26) também digere uma série de componentes da MEC.[15]

MMPs de tipo membranar

Existem seis MMP de tipo membranar (MT-MMP): quatro são proteínas transmembranares de tipo I (MMP-14, MMP-15, MMP-16 e MMP-24) e duas são proteínas ancoradas em glicosilfosfatidilinositol (GPI) (MMP-17 e MMP-25). Com exceção da MT4-MMP, todas elas são capazes de ativar a proMMP-2. Estas enzimas também podem digerir várias moléculas da MEC, e a MT1-MMP tem atividade colagenolítica nos colagénios tipo I, II e III. Os ratinhos nulos com MT1-MMP apresentam anomalias esqueléticas durante o desenvolvimento pós-natal que se devem muito provavelmente à falta de atividade colagenolítica. A MT1- MMP também desempenha um papel importante na angiogénese. A MT5- MMP é específica do cérebro e é expressa principalmente no cerebelo.

A MT6-MMP (MMP-25) é expressa quase exclusivamente em leucócitos do sangue periférico e em astrocitomas anaplásicos e glioblastomas, mas não em meningiomas.[16]

Outras MMPs

Sete MMPs não estão classificadas nas categorias anteriores. A metaloelastase (MMP-12) é expressa principalmente nos macrófagos e é essencial para a migração dos macrófagos. Para além da elastina, digere uma série de outras proteínas.

A MMP-19 foi identificada por clonagem do cDNA do fígado e como um auto-antigénio derivado de células T de doentes com artrite reumatoide (RASI).[17]

A enamelisina (MMP-20), que digere a amelogenina, está localizada principalmente no esmalte dentário recém-formado. A amelogenina imperfeita, uma doença genética causada pela formação defeituosa do esmalte, é devida a mutações nos locais de clivagem da MMP-20.[18]

A MMP-22 foi clonada pela primeira vez a partir de fibroblastos de galinha, tendo sido identificado um homólogo humano com base em sequências EST. A função desta enzima não é conhecida.

A MMP-23, também designada por MMP de matriz de cisteína, é expressa principalmente nos tecidos reprodutivos. A enzima não possui o motivo de troca de cisteína no prodomínio. Também não possui o domínio da hemopexina; em vez disso, possui um domínio rico em cisteína seguido de um domínio semelhante à imunoglobulina. Propõe-se que seja uma proteína de membrana de tipo II que alberga o domínio transmembranar na parte N-terminal do propeptídeo. Como tem um motivo de reconhecimento de furina no propéptido, é clivada no Golgi e libertada como uma enzima ativa no espaço extracelular.[19]

A mais recente adição à família das MMP é a epilisina, ou MMP-28, expressa principalmente nos queratinócitos. Os padrões de expressão na pele intacta e danificada sugerem que a MMP-28 pode funcionar na hemostase dos tecidos e na reparação de feridas. [20]

ativação dos programas

Mecanismo de ativação por etapas

As MMPs podem ser activadas por proteinases ou in vitro por agentes químicos, tais como agentes modificadores do tiol (acetato de 4-aminofenilmercúrio, HgCl2 e *N-* etilmaleimida), glutatião oxidado, SDS, agentes caotrópicos e oxigénios reactivos (**Figura 3**). O pH baixo e o tratamento térmico também podem levar à ativação. Estes agentes actuam muito provavelmente através da perturbação da interação cisteína-zinco do interrutor de cisteína. Estudos da ativação da proMMP-3 com um composto mercurial indicaram que a clivagem inicial ocorre dentro do pró-peptídeo e que esta reação é intramolecular e não intermolecular. A remoção subsequente do resto do pró-peptídeo deve-se à reação intermolecular dos intermediários gerados.[21]

Recentemente, estudos de Gu et al[22] demonstraram que o NO ativa a proMMP-9 durante a isquemia cerebral, reagindo com o grupo tiol do interrutor de cisteína e formando um derivado S-nitrosilado, uma demonstração da ativação química de uma proMMP in vivo.

Em muitos casos, a ativação proteolítica das MMPs é feita por etapas (**Figura 3**). O ataque proteolítico inicial ocorre numa região de laço exposta entre a primeira e a segunda hélices do pró-peptídeo. A especificidade de clivagem da região de isco é ditada pela sequência encontrada em cada MMP. Uma vez que uma parte do propéptido é removida, isto provavelmente desestabiliza o resto do propéptido, incluindo a interação cisteína-zinco, o que permite o processamento intermolecular por intermediários MMP parcialmente activados ou outras MMP activas. Assim, a etapa final da ativação é conduzida por uma MMP.

A ativação das proMMPs pela plasmina é uma via relevante in vivo. A plasmina é gerada a partir do plasminogénio pelo ativador do plasminogénio tecidular ligado à fibrina e pelo ativador do plasminogénio uroquinase ligado a um recetor específico da superfície celular. Tanto o plasminogénio como o ativador do plasminogénio da uroquinase estão associados à membrana, criando assim uma ativação localizada das pró-MMPs e a subsequente renovação da MEC. Foi referido que a plasmina ativa as proMMP-1, proMMP-3, proMMP-7, proMMP-9, proMMP-10 e proMMP-13. As MMPs activadas podem participar no processamento de outras MMPs. O sistema de ativação por etapas pode ter evoluído para acomodar mecanismos reguladores mais finos para controlar as enzimas destrutivas, na medida em que os TIMP podem interferir com a ativação ao interagir com a MMP intermédia antes de esta ser totalmente activada.[23]

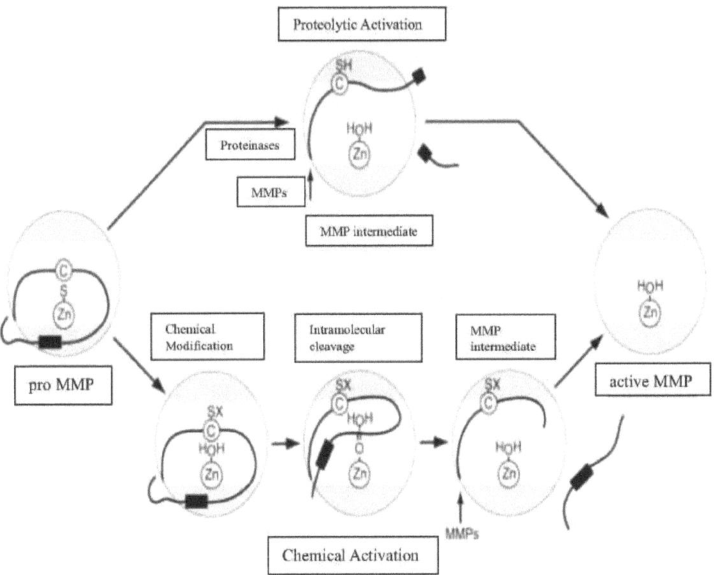

Figura 3. Ativação gradual das proMMPs. As proMMPs segregadas como

zimogéneos inactivos podem ser activadas por proteinases (via superior) ou por agentes não-proteolíticos (via inferior). O domínio catalítico é representado por um círculo cinzento, com a fenda do sítio ativo representada a branco (não à escala), contendo o zinco do sítio catalítico (Zn). O pró-peptídeo é representado esquematicamente como uma linha preta contendo

a região do isco (retângulo preto) e o interrutor da cisteína (C). SH indica o sulfidrilo da cisteína. A ativação por proteinases é mediada pela clivagem da região isco; isto ativa parcialmente a MMP. A ativação total é conseguida através da remoção completa do pró-peptídeo por processamento intermolecular. A ativação química baseia-se na modificação da cisteína sulfidrilo (SX), resultando na ativação parcial da MMP e na clivagem intramolecular do propéptido. A atividade total resulta da remoção do restante do propéptido por processamento intermolecular

Ativação intracelular

A maioria das proMMPs são segregadas das células e activadas extracelularmente. Pei e Weiss[24] demonstraram pela primeira vez que a proMMP-11 (estromelisina 3) é activada intracelularmente pela furina. A proMMP-11 possui uma sequência de reconhecimento da furina, KX(R/K)R, na extremidade C-terminal do pró-peptídeo. Várias outras MMPs, incluindo as seis MT-MMPs, a MMP-23 e a epilisina (MMP-28), têm um motivo básico semelhante no pró-peptídeo. Uma vez que estas proteínas são provavelmente segregadas como enzimas activas, a sua expressão genética e a inibição por inibidores endógenos seriam fundamentais para a regulação da atividade.

Ativação da ProMMP-2 à superfície das células

A proMMP-2 não é facilmente activada por proteinases gerais. A principal ativação da proMMP-2 tem lugar na superfície celular e é mediada pelas MT-MMPs. Estas incluem MT1-MMP, MT2-MMP, MT3-MMP, MT5-MMP e MT6-MMP. A MT4-MMP não ativa a proMMP-2.[25]

A ativação da proMMP-2 mediada pela MT1-MMP tem sido amplamente estudada. O aspeto único é o facto de requerer a assistência do TIMP-2. A proMMP-2 forma um complexo estreito com o TIMP-2 através dos seus domínios C-terminais, permitindo assim que o domínio inibitório N-terminal do TIMP-2 no complexo se ligue à MTl-MMP na superfície celular. A proMMP-2 ligada à superfície celular é então activada por uma MT1- MMP que não contém TIMP-2. Em alternativa, a MTl-MMP inibida pelo TIMP-2 pode atuar como "recetor" da proMMP-2. Este complexo MTl-MMP- TIMP-2-proMMP-2 é então apresentado a uma MTl-MMP livre adjacente para ativação. O agrupamento das MTl-MMP na superfície celular através de interacções do domínio da hemopexina facilita o processo de ativação **(Figura 4)**. Jo et al[26] referiram que o aumento máximo da ativação da proMMP-2 é observado com uma relação TIMP-2/MTl-MMP de 0,05, o que sugere que um grande número de MTl-MMP livres pode rodear o complexo ternário de proMMP-2- TIMP-2-MTl-MMP para uma ativação eficaz da proMMP-2.

A ativação da proMMP-2 pela MT2-MMP é direta e independente do TIMP-2. Curiosamente, o TIMP-4 liga-se ao domínio de hemopexina da proMMP-2 e inibe a MTl-MMP, mas não resulta na ativação da proMMP-2 pela MTl-MMP. A razão para este facto não é clara, mas pode dever-se a uma montagem molecular incorrecta com o TIMP-4.

A MTl-MMP também ativa a proMMP-l3 na superfície celular; esta ativação é mais eficiente na presença de MMP-2 ativa. A ativação da proMMP-l3 pela MTl-MMP é independente do TIMP-2, mas requer o domínio hemopexina C-terminal da proMMP-l3.[27]

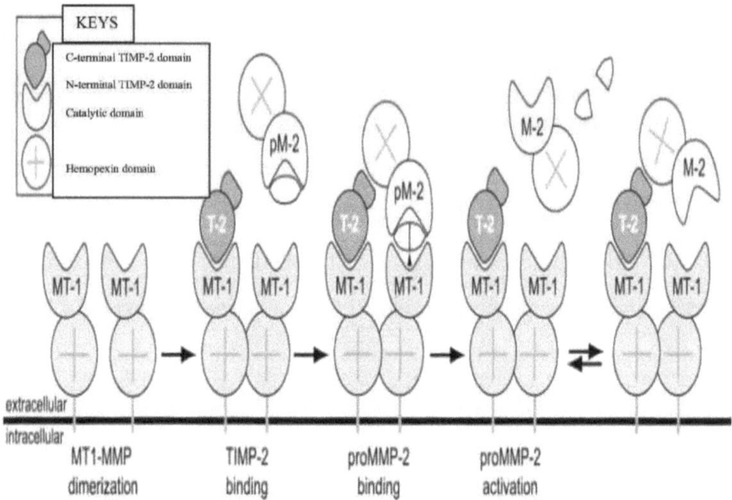

Figura 4. Modelo de ativação da proMMP-2 pela MTl-MMP e TIMP-2. A MTl-MMP ativa (MT-1) na membrana liga-se a uma molécula de TIMP-2 (T-2), inibindo a sua atividade. A MTl-MMP pode formar dímeros ou multímeros na superfície celular através da interação dos domínios de hemopexina. A ProMMP-2 (pM-2) liga-se subsequentemente ao domínio C-terminal do TIMP-2 através do seu domínio de hemopexina. A segunda MT1-MMP, ativa, cliva então a região de isco da proMMP-2, activando-a parcialmente. A MMP-2 (M-2) dissocia-se da membrana e é totalmente activada por processamento intermolecular.

MMPs NO DESENVOLVIMENTO DOS TECIDOS DENTAIS

Osso

Várias MMPs, em particular a MT 1-MMP, a MMP-9 e a MMP-13, têm sido associadas ao desenvolvimento ósseo normal na ossificação endocondral. Quando estas MMPs são inibidas ou os seus genes são desactivados, ocorre uma expansão da cartilagem hipertrófica na placa de crescimento do local primário de ossificação. Os locais de ossificação secundários não se formam. Neste processo, as MMPs medeiam a proteólise da matriz, a invasão vascular, a regulação da biodisponibilidade de citocinas e factores de crescimento e a apoptose dos condrócitos. Enquanto a ossificação endocondral está a produzir osso calcificado, a medula óssea está a preencher os espaços trabeculares. Nos ratinhos sem MMP-9, este processo é retardado. No entanto, em fases posteriores, os animais compensam este défice e têm uma capacidade hematopoiética normal.[28]

Dentina e esmalte

A MMP-3 é uma proteoglicanase e a inibição da MMP-3 reduz assim a degradação dos proteoglicanos (PG). Em muitos estudos efectuados em osso (dentário) e cartilagem, foi demonstrado que a degradação e/ou remoção de PGs é um pré-requisito para a formação de hidroxiapatite. Quando os PGs estão em solução, actuam como inibidores da mineralização. No entanto, quando estão imobilizados numa superfície, induzem a formação de minerais. No tecido dentário, estão presentes dois PGs principais. A primeira está associada à predentina e é segregada juntamente com o colagénio, actuando provavelmente como inibidora da mineralização. O segundo tipo é secretado na frente de mineralização dentro da dentina e é suposto atuar como um promotor de mineralização.[29]

Os dentes são constituídos por componentes ectodérmicos e ectomesenquimais. A expressão genética das MMPs e dos TIMPs encontra-se geralmente nos tecidos mesenquimatosos, exceto no caso do TIMP-3, que também se encontra nas células epiteliais dentárias. A matriz extracelular da dentina é constituída por colagénio e proteínas não colagénicas, por exemplo, a sialoproteína dentinária (DSP) e a fosfoproteína dentinária (DPP). A MMP-2 está presente no mesênquima dentário, onde pode desempenhar um papel na degradação das membranas basais. Isto pode tornar possível a comunicação entre odontoblastos e ameloblastos. Mais tarde no desenvolvimento, a presença da MMP-2 é restrita aos odontoblastos, enquanto a MT1-MMP/MMP-14, que actua como activadora da pró-forma da MMP-2, está presente na superfície dos odontoblastos e dos ameloblastos. A MMP-9 é amplamente expressa no mesênquima dentário inicial ao redor do broto dentário. A sua expressão diminui em fases posteriores do desenvolvimento. MMP-20, também chamada de enamelisina. Embora tenha sido descoberta há relativamente pouco tempo, verificou-se que, tal como o seu nome funcional ilustra, desempenha funções críticas na formação dos dentes. A MMP-20 é expressa principalmente nos ameloblastos e cliva a amelogenina, pensando-se que regula a mineralização do esmalte.

A utilização de fármacos inibidores das MMP de largo espetro, como o marimastat (**Fig. 5**), irá influenciar os processos mencionados no desenvolvimento dentário, resultando numa alteração da formação do esmalte e da dentina, bem como numa inibição ou alteração da mineralização. Como o marimastat é um fármaco inibidor de MMP de largo espetro, também inibirá a MMP-2 e a MMP-20. Isso será prejudicial para a formação da dentina. [30]

Foi efectuado um estudo interessante para seguir a expressão das MMP durante o desenvolvimento. Na ontogénese, as MMPs são observadas em embriões de rato E18 em cultura, com um tempo e padrão de odontogénese semelhantes aos dos embriões in vivo. Um acompanhamento posterior indicou que a distribuição de MMP-2, MMP-9 e MMP-20 era semelhante em embriões 7 dias após o parto (P7) e E18 que foram cultivados durante 10 dias (E18 + 10), independentemente de os embriões terem sido cultivados ou analisados ex-vivo. Esta abordagem atestou o facto de a cultura de embriões in-vitro ser um modelo válido para estudos de MMP em medicina dentária. Os autores concluíram que (i) o sinal da MMP-2 é fraco nos germes E18 mas aumenta com a formação do dente e do esmalte, tanto in-vivo como em cultura de tecidos. A MMP-2 está concentrada tanto nos odontoblastos como nos ameloblastos. (ii) A MMP-9 tem inicialmente uma presença difusa. Tanto em P7 como em E18 + 10, os níveis de MMP-9 estavam diminuídos. (iii) Para a MMP-20, a presença inicial é fraca na E18, mas tanto na P7 como na E18 + 10, observa-se um aumento, principalmente nos ameloblastos. (iv) A aplicação de marimastat (a 2μM) (**Fig. 5**) inibe totalmente a produção de esmalte. A 0,2μM de marimastat, as camadas de pré-dentina parecem ligeiramente alargadas e a 1μM de marimastat, a mineralização da dentina é prejudicada em maior medida. Este estudo ilustra que, com o uso de inibidores, é possível documentar a importância das MMPs no desenvolvimento dentário. No entanto, também implica que o uso de marimastat e possivelmente de outros inibidores de MMPs durante o desenvolvimento do dente é previsível que resulte em efeitos colaterais graves.[31]

A predentina é segregada mas não mineralizada em concentrações de hidroxamato que inibem a MMP-2 e a MMP-20. Verificou-se que a MMP-9 era intensamente expressa nas fases iniciais do mesênquima dentário inicial e menos nas fases posteriores. Com o inibidor químico CT1166 (**Fig. 5**), foram observadas diferenças semelhantes às observadas com o marimastat. No entanto, os efeitos sobre o esmalte e a dentina já eram aparentes numa concentração baixa de 0,2μM de CT1166. Por análise de Western blot para MMP-20, foram encontradas três bandas de proteínas. De acordo com os autores, estas representavam o complexo MMP-20/TIMP-2, a forma latente da pró-MMP-20 e a forma activada da MMP-20. Na presença de CT1166 ou marimastat (2μM), não foram observadas bandas proteicas. Isso sugere que esses inibidores de MMP diminuíram a expressão da protease.

A amelogenina e a sialoproteína da dentina são as principais proteínas do esmalte e da dentina, respetivamente. Quando as MMPs são inibidas (1μM de marimastat), esses substratos permanecem intactos, a imunomarcação dessas proteínas de substrato de MMP aumenta e sua distribuição é alterada e mais difusa. Como foi escrito acima, muitas MMPs estão localizadas na dentina, perto da frente de mineralização. Por exemplo, na dentina madura e saudável, encontra-se a proteína MMP-8. O ARN da MMP-14 é expresso nos odontoblastos maduros e no tecido pulpar. É interessante notar que a MMP-14 é capaz de converter a pró-MMP-20 inativa na forma ativa da MMP-20. Neste último estudo, foram também avaliados os factores reguladores. A proteína morfogenética óssea-2 (BMP-2), um marcador de osteócitos, regula negativamente a MMP-14. O fator de crescimento transformador-beta1 (TGF-beta1) diminui ligeiramente os níveis de ARN da MMP-14. Assim, odontoblastos/citos velhos e osteócitos partilham características semelhantes no que diz respeito à regulação da ativação e controlo de alguns membros da família MMP. [32]

Sulkala et al.[33] estudaram a presença e a localização da MMP-20 em dentes humanos maduros, na saúde e na doença. A MMP-20 é encontrada na camada odontoblástica radicular e também nos túbulos dentinários dilatados das lesões de cárie. A MMP-20 não se encontra na dentina cariada mole, mas é produzida e segregada pelos ameloblastos durante a dentinogénese primária. Durante a progressão da cárie, pode ser libertada da camada exterior da dentina, onde foi incorporada. A MMP-20 no fluido dentinário é secretada pelos odontoblastos. A MMP-3 está direta ou indiretamente ligada às fibrilas de colagénio da rede fibrilar de colagénio intertubular. Os níveis de MMP, analisados semi-quantitativamente com imunocoloração, diminuem tanto nas lesões activas como nas crónicas. A abundância de MMP nas lesões é maior na dentina afetada pela cárie do que na dentina intacta. Pode sugerir-se que, devido à elevada expressão de MMP na cárie, estas enzimas podem estar altamente envolvidas na progressão da cárie.[32]

Family	MMPI	Structure
Bisphosphonates	Alendronate	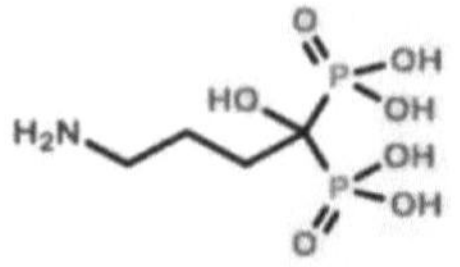
Tetracyclines	Minocycline	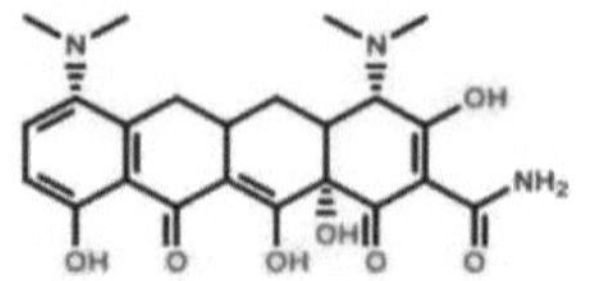
	Doxycycline (SDD)	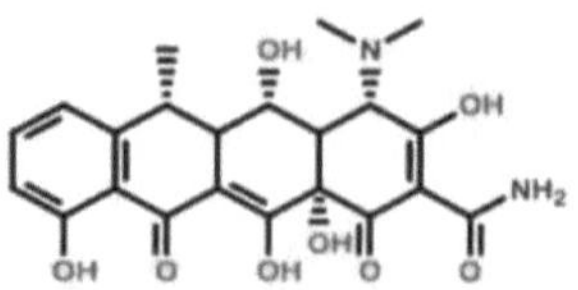
Chemically Modified Tetracyclines	CMT-1	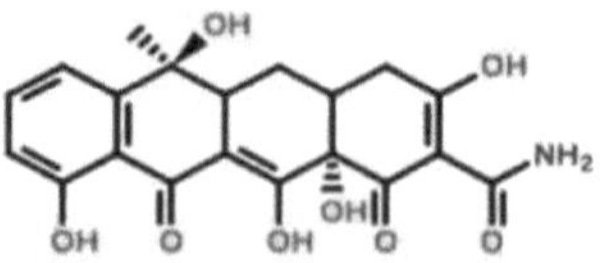
	CMT-3	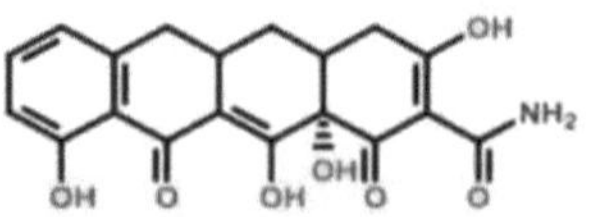

Fig. 5 Estruturas químicas dos inibidores da metaloproteinase da matriz (MMPIs) em medicina dentária (cont.)

	CMT-8	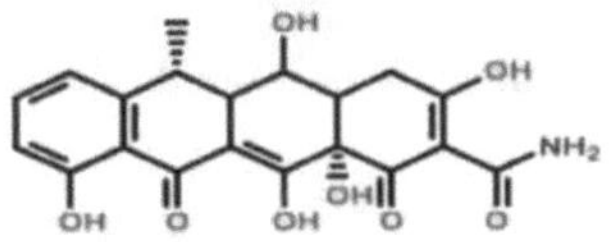
Hydroxamates	Marimastat	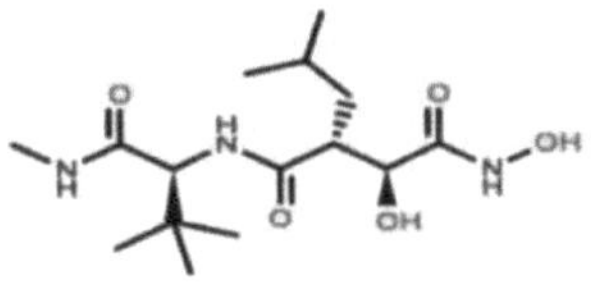
	Batimastat (BB-94)	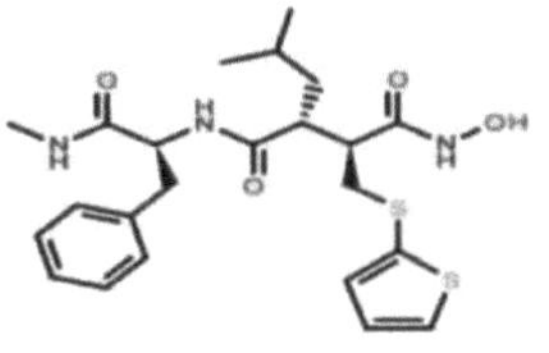
Hydroxamate	Galardin (GM-6001)	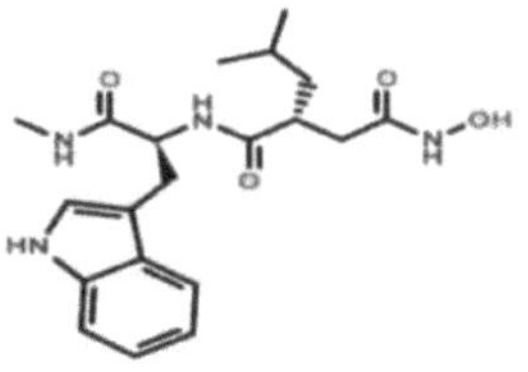
Hydroxamate	CT1166	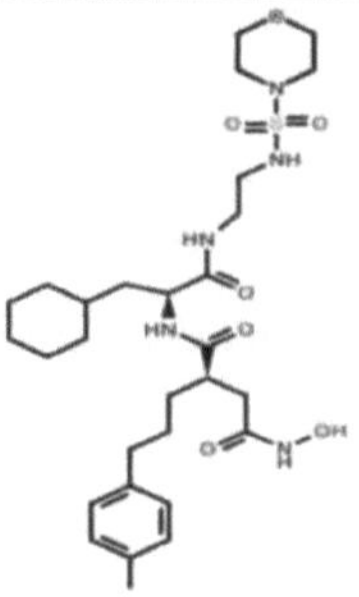

Fig. 5 Estruturas químicas dos inibidores da metaloproteinase da matriz
(MMPIs) em medicina dentária

MMPs derivadas do hospedeiro da SALIVA

A saliva penetra na lesão de dentina aberta e as MMPs presentes na saliva podem ter acesso direto à dentina desmineralizada. Foi proposto que essas MMPs derivadas da saliva poderiam estar envolvidas na destruição da matriz orgânica. Tanto as colagenases como as gelatinases foram detectadas na saliva total e podem ter origem quer no fluido crevicular gengival (GCF), um transudado de plasma através do epitélio sulcular, quer nas secreções das glândulas salivares, ou seja, nos fluidos das glândulas submandibular, sublingual e parótida. No entanto, o FGC parece ser a principal fonte das MMPs encontradas na saliva. O FGC também contém α2- macroglobulina, um inibidor não específico das MMP, que em situações normais, em que a concentração de MMP não é elevada, manteria as MMP numa forma inativa.[34]

As colagenases não foram detectadas nas glândulas salivares. Isto é consistente com o facto de a saliva de indivíduos edêntulos conter marcadamente menos colagenase do que a saliva de indivíduos com uma dentição completa e um periodonto saudável e de existir uma correlação significativa entre a atividade total de colagenase na saliva total e na FGC. Diferentes células, tais como fibroblastos gengivais, macrófagos e células epiteliais, contribuem para a produção de colagenase no FGC. No entanto, vários relatórios sugerem fortemente que os leucócitos PMN que migram através do epitélio sulcular para o sulco gengival são a principal fonte de colagenases salivares. Tanto a MMP-1 (colagenase intersticial) como a MMP-8 (colagenase derivada de PMN) podem ser encontradas na saliva, independentemente do estado periodontal do indivíduo. Na gengiva saudável, as colagenases salivares existem principalmente na forma latente, enquanto parecem ser activadas na periodontite.[35]

Também são detectados níveis mais elevados de MMP-8 na saliva de indivíduos afectados pela periodontite em comparação com pacientes saudáveis, enquanto os níveis de MMP-1 salivar são semelhantes em ambos os grupos. Não existem relatórios sobre a colagenase-3 (MMP-13) na saliva ou no FGC.[36]

Também foi demonstrado que a saliva contém gelatinases que parecem ter origem principalmente no GCF. As amostras de saliva de adultos desdentados têm uma atividade de gelatinase baixa mas detetável. De facto, em secreções puras das glândulas parótidas e sublinguais, apenas foram detectados vestígios de atividade gelatinolítica. A MMP-9 foi demonstrada por zimografia e Western blot como a principal gelatinase em toda a saliva e no GCF, enquanto a MMP-2 estava presente principalmente na forma de um complexo de maior peso molecular (200 kDa). 7[3]

Foram detectados níveis mais elevados de MMP-9 e MMP-2 na saliva de pacientes afectados pela periodontite. A estromelisina-1 (MMP-3) também demonstrou estar presente no FGC, mas não foi detectada na saliva. No entanto, esta MMP foi recentemente identificada nos elementos ductais das glândulas salivares humanas, associada à OPN SIBLING.[38]

MMPs derivadas do hospedeiro da DENTIN

Várias MMPs foram identificadas na dentina sã e na polpa de ratos e humanos por PCR e por imunohistoquímica. Pensa-se que estão implicadas nas fases iniciais da dentinogénese, mas as suas funções precisas in vivo, em particular nas fases posteriores da formação do tecido dentário, não foram estabelecidas. Por hibridização in situ (ISH) ou por imunohistoquímica, a colagenase MMP-1, as gelatinases MMP-2 e MMP-9, a estromelisina-1 (MMP-3), o ativador de MMP-2 MT 1-MMP e a enamelisina (MMP-20) foram todos identificados em odontoblastos ou no compartimento de pré-dentina/dentina. Também foram detectados TIMPs, mas o seu nível era apenas ligeiramente superior ao nível de fundo.[39]

Estudos no modelo de desenvolvimento dentário do rato mostraram que, no início da dentinogénese, a expressão da MMP-2 é baixa, mas aumenta gradualmente durante a formação da dentina, atingindo o valor máximo no dia 6-7 pós-natal. Em contraste, a MMP-9, presente nas fases iniciais da formação do botão dentário, diminui gradualmente e torna-se um componente menor quando a dentinogénese começa. Pensa-se que estas MMPs, MMP-2 e MMP-9, bem como a MMP-3, têm como alvo os componentes da membrana basal (BM), degradando o colagénio tipo IV e as proteínas não colagénicas, como as lamininas e os proteoglicanos. A degradação da BM permite o contacto epitélio-mesenquimal direto entre os processos celulares e a matriz dentinária não mineralizada, um pré-requisito para a citodiferenciação terminal dos odontoblastos e ameloblastos4.[0]

Nas fases posteriores do desenvolvimento, as MMP-2 e MMP-9 mostraram-se concentradas perto da JDE, ao longo do manto dentinário, onde os níveis de TIMP-1 e TIMP-2 eram mais baixos. Este rácio elevado de MMP-2 e

MMP-9 em relação aos TIMP na JDE sugere um elevado potencial proteolítico, que pode contribuir para a extensão da lesão de cárie neste local. Estudos laboratoriais demonstraram anteriormente que a MMP-3, que tem uma atividade de proteoglicanase, forma uma banda imunorreactiva na junção entre o terço interno e os dois terços externos do predentin. É precisamente nesta área que ocorre uma mudança no tipo de glicosaminoglicano (GAG), com uma diminuição acentuada dos GAGs CS/DS e um aumento dos GAGs KS. Embora os GAGs e PGs possam ser facilmente extraídos por solução ácida, quelantes ou enzimas específicas como as condroitinases, é possível que a MMP-3 também participe na degradação destes componentes da matriz durante o processo de cárie. [41]

A enamelisina (MMP-20), cujo principal substrato se pensa ser a amelogenina, é expressa tanto pelos ameloblastos como pelos odontoblastos. Os odontoblastos também expressam formas de amelogeninas, inicialmente denominadas Agentes Indutores Condrogénicos (CIA) e mais tarde A+4 e A-4, que se sugeriu desempenharem algum papel na diferenciação dos odontoblastos. A concentração mais elevada de MMP-20 encontra-se principalmente no esmalte em formação, e esta proteinase contribui possivelmente para a degradação específica da amelogenina, principalmente nas camadas exteriores do esmalte. Portanto, todas estas enzimas detectadas na dentina têm o potencial de degradar a matriz durante situações patológicas, mas o seu papel preciso e o seu envolvimento no processo de cárie ainda não foram elucidados.[42]

MMPs na progressão de caries

A cárie dentária é uma doença irreversível do tecido calcificado dos dentes, caracterizada pela desmineralização e subsequente destruição da substância orgânica do dente, levando finalmente à cavitação. A progressão da cárie para a dentina requer a invasão bacteriana ao longo da junção dentina-esmalte. O alongamento da lesão inicial com a destruição da dentina do manto também foi descrito.

Durante a fase de desmineralização da cárie dentária, a hidroxiapatite é solubilizada por ácidos orgânicos produzidos por bactérias orais. Os ácidos orgânicos bacterianos podem difundir-se nos tecidos dentários calcificados quando o pH local desce abaixo de 5,5, levando à dissolução dos cristais minerais. O processo dinâmico de desmineralização que ocorre inúmeras vezes ao dia é normalmente equilibrado pelo potencial tampão da saliva que permite a remineralização. No entanto, se este equilíbrio se perder, predominam os factores patológicos e dá-se a progressão da cárie.[43]

A progressão da cárie induz várias modificações na dentina (redução do conteúdo mineral, aumento das micro e nano-porosidades devido a alterações na estrutura e distribuição do colagénio da dentina e das proteínas não colagénicas), contribuindo sinergicamente para a redução das propriedades físicas e mecânicas da dentina (**Fig. 6A-D**).

Na dentina, a desmineralização é seguida pela destruição da matriz orgânica colagénica da dentina, que durante muito tempo se pensou ser causada por proteases bacterianas. No entanto, as bactérias cariogénicas não degradam a matriz da dentina depois de a terem desmineralizado. Além disso, as bactérias recolhidas de lesões dentinárias criadas in situ não são capazes de degradar o colagénio in-vitro, e mesmo as colagenases bacterianas purificadas têm baixa atividade em ambientes ácidos. Uma vez que não existem provas da contribuição bacteriana para a degradação da matriz orgânica da dentina cariada, tem-se pensado mais recentemente que esta é mediada principalmente por MMPs derivadas do hospedeiro.[44]

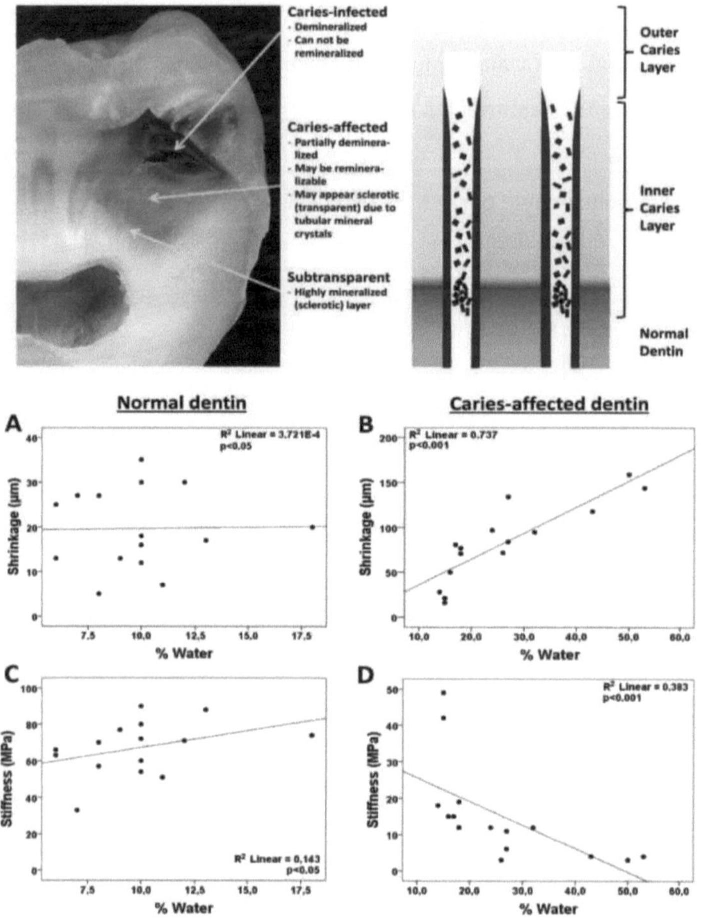

Figura 6. Visão clínica e esquemática das zonas de dentina cariada, tal como foram descritas na literatura (em cima), e o efeito da cárie nas propriedades mecânicas e na humidade da dentina (em baixo). (Superior) Camada exterior de cárie, normalmente designada por camada de cárie-

A dentina infetada perdeu a maior parte do seu componente mineral e a estrutura da matriz de colagénio está decomposta. A estrutura tubular da parte mais externa desapareceu, e a parte mais profunda desta camada perdeu a sua dentina peritubular. A camada interna de cárie, também chamada de dentina afetada pela cárie, pode ter várias zonas, dependendo da distância da superfície da lesão (canto superior esquerdo). Mais perto da superfície, a dentina peritubular e intertubular está parcialmente desmineralizada. A largura da dentina peritubular, o conteúdo mineral da dentina intertubular e a quantidade de cristais minerais intratubulares aumentam em direção à polpa, e acredita-se que a matriz dentinária seja capaz de se remineralizar (canto superior direito). Embora esta parte da dentina afetada pela cárie possa parecer transparente e seja por vezes chamada de esclerótica, o conteúdo mineral geral é marcadamente mais baixo do que na dentina normal, apesar da presença de cristais minerais intratubulares. A parte mais profunda da dentina afetada por cáries é uma camada subtransparente estreita. A camada subtransparente pode ter pouca ou nenhuma desmineralização da dentina intertubular, dentina peritubular normal e um nível relativamente alto de cristais minerais intratubulares. O conteúdo mineral e a dureza da camada subtransparente foram considerados mais elevados do que na dentina normal e, por isso, foi descrita como a "verdadeira camada esclerótica" (canto superior direito). Deve-se notar que a largura absoluta e relativa das camadas pode variar significativamente entre as lesões e mesmo dentro de uma lesão, e nem todas as camadas são encontradas em todas as lesões de cárie dentária.

(A)   - A contração da dentina normal (B) é independente do conteúdo de água, enquanto a dentina afetada por cáries demonstra uma correlação altamente significativa entre a contração e o conteúdo de água. Note as diferenças nas escalas de retração e conteúdo de água entre a dentina normal e a afetada por cáries. O aumento do teor de água e a contração da dentina afetada por cáries dependem da taxa de desmineralização, que pode variar mesmo dentro da dentina afetada por cáries. (D) - A correlação altamente significativa entre a rigidez e (C) - o conteúdo de água - também pode ser observada na dentina afetada por cáries, mas não na dentina normal. Mais uma vez, note-se as diferenças nas escalas . Os gráficos demonstram os problemas potencialmente enfrentados quando se cola a dentina infetada ou afetada por cáries: aumento da humidade, retração após secagem e baixa resistência mecânica. Foi demonstrado que a dentina afetada por cáries contém mais metaloproteinases da matriz e cisteína catepsinas detectáveis, e também foi demonstrada uma fraca infiltração da dentina cariada (devido à oclusão dos túbulos) durante os procedimentos adesivos. Isto resulta em muito colagénio desprotegido (mais do que na dentina normal e intacta), cujas proteases são enzimas de degradação do colagénio totalmente activadas dentro e sob as camadas híbrida e adesiva.

As MMPs presentes na dentina são produzidas pelos odontoblastos durante a secreção da matriz dentinária e sugere-se que estejam envolvidas na formação da dentina. Após a mineralização da matriz de colagénio, as formas inactivas das MMPs permanecem presas na matriz calcificada, onde podem ser reexpostas e potencialmente activadas durante o processo de cárie dentária. O ambiente ácido criado pelos ácidos bacterianos pode facilitar a ativação das MMPs endógenas. O pH baixo leva à clivagem do prodomínio e, assim, facilita a atividade funcional das MMPs. No entanto, embora as MMPs activadas sejam estáveis em pH ácido, funcionam melhor em pH neutro. A neutralização dos ácidos pode ser obtida pelos mecanismos de tamponamento dentário ou através dos sistemas tampão salivares, permitindo assim que as MMPs activadas pelo pH clivem os componentes da matriz.[45]

As MMPs que têm o potencial de serem proteoliticamente activas durante o processo carioso incluem colagenases (MMP-1, MMP-8), gelatinases (MMP-2, MMP-9, que também têm atividade de telopeptidase; **Fig. 7**), estromelisina (MMP3) e enamelisina (MMP-20). Foi relatado que a dentina cariada contém formas latentes e activas de MMP-2, -9, -8 e -3. Como uma verdadeira colagenase, a MMP-8 é mais eficaz na hidrólise de fibrilas de colagénio tipo I, enquanto a MMP-9 foi a enzima gelatinolítica predominante detectada em lesões cariosas. Além disso, as catepsinas de cisteína podem participar no desenvolvimento da cárie dentária. A atividade da cisteína catepsina é diferente nos vários compartimentos da cárie, dependendo da localização e da atividade da lesão. O aumento significativo da atividade da cisteína catepsina na dentina cariada com o aumento da profundidade em direção à polpa indica que as cisteína catepsinas derivadas do odontoblasto ou da polpa podem ser importantes na aceleração das lesões de cárie activas.[46]

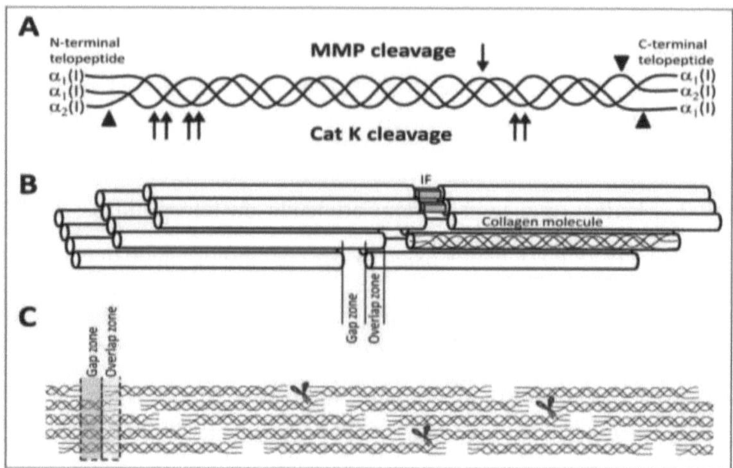

Figura 7. Mecanismos de clivagem das metaloproteinases da matriz (MMPs) e catepsinas.

(A) A molécula de colagénio de tipo I com localizações aproximadas dos locais de clivagem das MMP (setas acima) e dos locais de clivagem da cisteína catepsina K (setas abaixo). As setas indicam as actividades de clivagem da telopeptidase, resultando na perda dos telopeptídeos terminais e na libertação dos fragmentos mais longos ICTP (pelas MMP) e mais curtos CTX (pelas catepsinas). As MMPs colagenolíticas clivam sempre a parte triplo-helicoidal da molécula em ¾ de fragmentos N-terminal e ¼ de fragmentos C-terminal.

A cisteína catepsina K possui múltiplos locais de clivagem triplo-helicoidal, o que a torna a enzima colagenolítica mais potente dos mamíferos.

(B) Orientação das moléculas de colagénio de tipo I nos tecidos duros. As extremidades N- e C-terminal de moléculas sucessivas estão separadas pela zona de lacuna, que é o local dos minerais intrafibrilares.

(C) A periodicidade caraterística do colagénio é causada pela sobreposição de 4 (zona de hiato) ou 5 (zona de sobreposição) moléculas individuais. Os telopeptídeos N- e C-terminais residem na zona de sobreposição; por conseguinte, a sua clivagem por enzimas com atividade de telopeptidase resulta na perda gradual da periodicidade do colagénio.

O fluido dentinário pode ser uma fonte importante de MMPs nos tecidos cariados. Mesmo em dentes saudáveis, os túbulos dentinários têm uma elevada atividade gelatinolítica, e a MMP-2 foi demonstrada no fluido dentinário. A cárie estimula a expressão de MMP-2 nos odontoblastos humanos in-vivo A MMP-2 parece ser ativamente segregada pelos odontoblastos em resposta ao insulto carioso, resultando na expressão diferencial desta protease na dentina sã, afetada pela cárie e infetada pela cárie.[47] Também foi demonstrado um aumento dos níveis de MMP-9 e MMP-20 nos túbulos dentinários sob lesões de cárie. Uma vez que as lesões cariosas activas começam a desmineralizar e a remineralizar, os seus pHs oscilam entre pH 5,0, o pH ótimo para a catepsina K mas não para as MMPs, e pH 7,0, o pH ótimo para as MMPs mas não para a catepsina K. Assim, existe uma atividade proteolítica significativa que ocorre durante longos períodos de tempo.

Uma contribuição adicional para a degradação da matriz orgânica poderia ser derivada das proteases contidas na saliva. Foi relatado que a saliva contém várias MMPs derivadas tanto do fluido crevicular gengival como das glândulas salivares. As MMPs salivares podem degradar eficazmente a matriz de colagénio dentinária exposta. A MMP-8 e a MMP-9 são as MMPs salivares mais abundantes e predominam nas lesões de cárie dentária, especialmente na camada exterior da cárie em comparação com a camada interior da cárie (afetada pela cárie) (**Fig. 6**). Observam-se actividades de MMP significativamente mais elevadas em lesões de cárie que progridem ativamente em comparação com lesões de cárie crónicas. Em conjunto, estes resultados podem indicar a saliva como a fonte destas enzimas. A saliva também contém catepsinas de cisteína, pelo menos a catepsina B.

O aumento das MMPs (e possivelmente das cisteína catepsinas) no fluido dentinário sob lesões de cárie e das MMPs provenientes da saliva pode estar por detrás dos níveis de atividade enzimática marcadamente mais elevados na dentina cariada do que na dentina normal. Embora as enzimas salivares possam aceder facilmente à dentina exterior infetada por cárie, é improvável que contribuam para a destruição da dentina afetada por cárie, na qual o fluido dentinário, e não a saliva (devido à pressão hidrostática que favorece o fluxo de fluido dentinário para o exterior), pode ser a fonte de actividades aumentadas.[48]

Em alternativa, as enzimas ligadas à matriz da dentina podem não ser necessariamente activadas de imediato após uma simples desmineralização in-vitro. Por exemplo, embora a dentina condicionada com ácido fosfórico possa demonstrar uma atividade de MMP muito baixa, o tratamento da dentina condicionada com ácido com adesivos provoca uma reativação significativa, e a congelação-descongelação repetida sem qualquer outro tratamento pode causar aumentos de cerca de 30 a 60 vezes nas actividades gelatinolítica e colagenolítica da dentina mineralizada. Assim, é possível que as quantidades reais de MMPs na dentina intacta tenham sido subestimadas.[49]

Nas lesões de cárie, os processos de remineralização de demanda se alternam, e a exposição da matriz pode ser relativamente lenta. Por isso, a libertação e ativação de enzimas e o seu efeito nos componentes da matriz podem ser lentos e progressivos. Acredita-se que a matriz de colagénio da dentina afetada pela cárie permaneça na sua maioria intacta, até que esteja fortemente desmineralizada, e acredita-se que mantenha a sua capacidade de remineralização mesmo após a perda de metade do mineral. No entanto, a verdadeira remineralização requer que os cristais de apatite de tamanho nanométrico voltem a crescer nas zonas de lacuna das fibrilas de colagénio, o que se tem revelado uma tarefa difícil.[50]

Evidências recentes indicam que a matriz de colagénio da dentina pode não permanecer necessariamente tão intacta como se pensava durante a desmineralização da cárie. Uma redução significativa na deteção imunohistológica de colagénio tipo I intacto e proteoglicanos e a perda quase completa do sinal autofluorescente emitido pelo colagénio bem estruturado na dentina afetada pela cárie (**Fig. 8A-F**), em comparação com a dentina normal (**Fig. 8G, H**), indicam alterações moleculares no colagénio que ainda se acredita ser remineralizável.

O colagénio da dentina pode apresentar alterações estruturais após uma desmineralização relativamente ligeira nas lesões de cárie, tais como a perda gradual da periodicidade caraterística do colagénio.[51] Uma vez que a periodicidade do colagénio se relaciona com a presença de telopeptídeos terminais junto à junção de fenda (o local do mineral intrafibrilar; **Fig. 7B**), a perda de telopeptídeos (vista como a perda de periodicidade) pode significar que a remineralização intrafibrilar não pode ocorrer, mesmo que a perda total de mineral seja ainda relativamente baixa.[52]

Uma vez que pelo menos as MMP-2 e -9 e a cisteína catepsina K têm atividade de telopeptidase (capacidade de clivar a extremidade C-terminal da molécula de colagénio), as MMPs dentinárias e as cisteína catepsinas são consideradas responsáveis pela libertação de fragmentos de telopeptídeos denominados ICTP (telopeptídeos carboxiterminais do colagénio de tipo I libertados pelas MMPs; **Fig. 7A**) e CTX (telopeptídeos carboxiterminais libertados pelas catepsinas; **Fig. 7A**). A libertação de ICTP e CTX foi utilizada para demonstrar a degradação da dentina desmineralizada em vários estudos in-vitro. Assim, é possível que as enzimas proteolíticas dentinárias possam realmente causar pequenas mas importantes modificações na matriz da dentina cariada no início da desmineralização, o que pode afetar a reparação do tecido, mesmo que a desmineralização possa ser interrompida.[53]

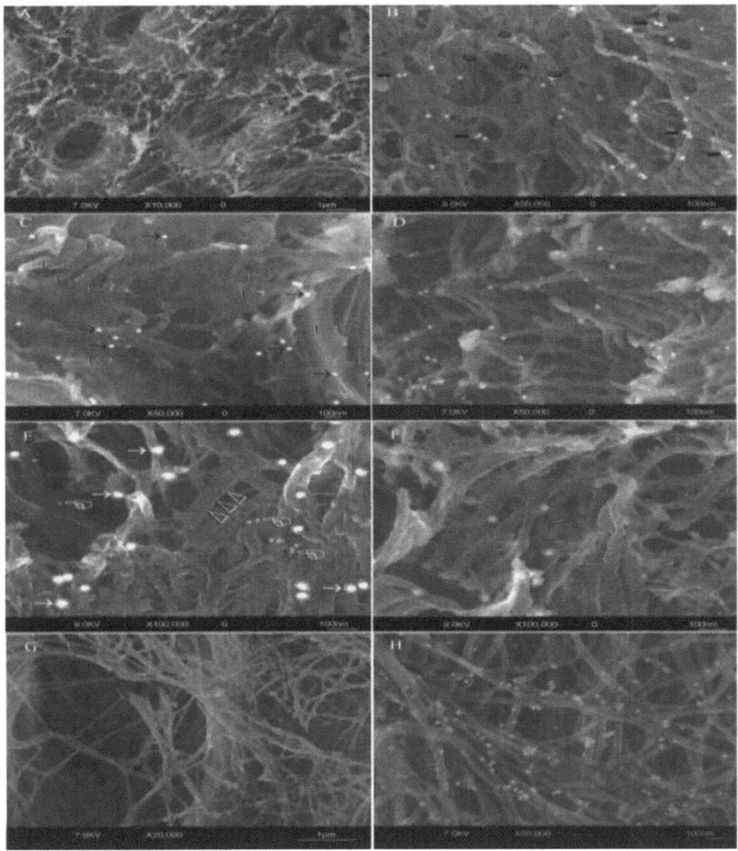

Figura 8. Micrografias electrónicas de varrimento com emissão de campo na lente (FEI-SEM) de dentina esclerótica após dupla imunomarcação com anticorpos monoclonais para colagénio tipo I e proteoglicanos. As imagens foram obtidas por uma combinação de sinais de electrões secundários e de electrões retrodispersos.

(A) A vista de baixa ampliação da superfície da dentina esclerótica revelou orifícios tubulares parcialmente patentes que estavam rodeados por colares espessos de estruturas fibrilares peritubulares. A dentina intertubular era altamente porosa e estava coberta de forma não homogénea com as partículas

45

de ouro grandes (30 nm) utilizadas para a marcação de fibrilhas de colagénio antigenicamente intactas. As nanopartículas de ouro (15 nm) utilizadas para marcar o sulfato de condroitina não puderam ser discernidas nesta ampliação.

(B) Uma vista de maior ampliação da dentina intertubular esclerótica, mostrando os padrões de marcação para colagénio tipo I (setas sólidas) e sulfato de condroitina (setas abertas). Apenas algumas nanopartículas específicas para o sulfato de condroitina puderam ser visualizadas neste nível de ampliação.

(C) Vista de maior ampliação tirada das regiões peritubulares da dentina esclerótica após a marcação imunológica. A marcação das fibrilhas de colagénio (setas pretas) foi escassa nesta região. Também foi possível identificar alguns aglomerados de nanopartículas de 15 nm (pontas de seta abertas) que estavam ligadas aos anticorpos monoclonais anti-sulfato de condroitina.

(D) Outra amostra mostrando marcação esparsa para colagénio tipo I antigenicamente intacto. Não foi possível observar a marcação para proteoglicanos.

(E) Vista de ampliação muito elevada de espécimes representativos de dentina intertubular esclerótica após marcação imunológica, mostrando um espécime que exibia uma marcação moderadamente intensa para colagénio de tipo I e proteoglicanos. A marcação do colagénio de tipo I foi representada pela identificação de nanopartículas de ouro maiores (30 nm) e discretas ao longo da superfície das fibrilas de colagénio (setas). A marcação dos proteoglicanos foi representada por nanopartículas de ouro mais pequenas (15 nm) que apareceram como partículas discretas ou em grupos de 2 a 3 partículas (ponteiros). As bandas de colagénio foram raramente observadas nas fibrilas de colagénio na dentina esclerótica e, quando presentes, apareceram como elevações superficiais muito vagas (pontas de seta abertas). As fibrilas de colagénio pareciam colapsadas e inchadas e exibiam ramificações extensas quando comparadas com as observadas na dentina dura normal (G, H).

(F) Uma rede de colagénio colapsada e inchada de outra amostra de dentina esclerótica que exibia uma imunomarcação menos intensa do colagénio de tipo I e dos proteoglicanos. Uma fibrila de colagénio em banda pode ser vista em primeiro plano (pontas de seta abertas; sem pontas de seta abertas em F).

(G, H) Micrografias FEI-SEM da rede fibrilar de colagénio em dentina mineralizada normal após imunomarcação. As fibrilhas de colagénio não foram modificadas, com características de bandas cruzadas na superfície (seta) e nanopartículas de ouro (ponteiros) ao longo das fibrilhas. As nanopartículas de ouro específicas para proteoglicanos apareceram como aglomerados de partículas electron-lucentes mais pequenas à volta das fibrilas de colagénio (pontas de seta abertas). Estes aglomerados só podiam ser vistos com uma ampliação elevada.

MMPs NA INFLAMAÇÃO PULPAR

A destruição do tecido pulpar devido à inflamação, como se observa na pulpite reversível e irreversível, é regulada parcialmente pelas MMPs e pelos inibidores tecidulares das MMPs (TIMPs). Verificou-se que a concentração de MMP-3 na pulpite aguda é significativamente mais elevada do que no tecido pulpar normal. A MMP-3 tem um papel único na pulpite que as outras MMPs não partilham. A MMP-3 ativa outras MMPs, tais como a MMP-1, -7 e -9 e tem sido implicada em vários processos fisiológicos e patológicos. A MMP-3, produzida na pulpite, provoca angiogénese, cicatrização de feridas por fibroblastos e formação de dentina reparadora. Verificou-se que a MMP-3 medeia a cicatrização da polpa dentária como um fator anti-inflamatório e regenerativo. A produção de MMP-3 durante a inflamação do tecido pulpar estimula a degradação do colagénio circundante, levando a alterações na estrutura da MEC, inflamação e promoção da angiogénese.[54]

A MMP-13 (colagenase-3) tem a mais ampla seleção de substratos entre as colagenases intersticiais e é capaz de clivar vários componentes da BM. A MMP-13 cliva o colagénio de tipo II mais eficazmente do que os de tipo I e III e, entre as colagenases intersticiais, é mais eficaz na clivagem da gelatina. Verificou-se que o nível de expressão da MMP-13 é extremamente elevado no tecido pulpar em comparação com todas as outras MMPs, o que leva a concluir que a MMP-13 é a principal colagenase no tecido pulpar, juntamente com a MMP-1.[55]

Factores endógenos e exógenos activam a degradação do colagénio. Os primeiros incluem a variação local da espessura da membrana e a redução do conteúdo de colagénio. Os últimos incluem os efeitos do metabolismo bacteriano e a resposta inflamatória do hospedeiro. Foi recentemente demonstrado que a ativação das MMPs induzida por infecções está relacionada com a renovação excessiva do colagénio e com o enfraquecimento da membrana, levando à destruição dos tecidos.

A cárie dentária pode levar à inflamação da polpa, resultando na agregação de células inflamatórias que, por sua vez, libertam citocinas inflamatórias. As proteínas da família das MMP desempenham um papel duplo na patogénese da inflamação, estimulando as funções protectoras da imunidade inata e/ou adaptativa, bem como a destruição dos tecidos.[56]

Os antigénios bacterianos e os lipopolissacáridos (LPS) na polpa infetada aumentam os níveis de imunoglobulinas, prostaglandinas e outros mediadores pró-inflamatórios. Na reação pulpar, os compostos bacterianos e os factores inflamatórios podem estimular a degranulação de neutrófilos e a secreção de monócitos/macrófagos. A liberação de IL-1 e TNF é capaz de induzir MMP-1, MMP-2 e o inibidor tecidual de metaloprotienases-1 (TIMP-1) nas células pulpares. A estimulação por bacteroides eleva a produção de MMP-2 e os extractos de bactérias anaeróbias provocam a excreção de MMP-1 e MMP-22 pelas células da polpa, bem como de TIMP-1. Foram encontrados níveis significativamente mais elevados de MMP-1, -2 e -3 na pulpite aguda do que no tecido pulpar normal.[57]

Foram encontrados níveis elevados de MMP-8 em abcessos pulpares e exsudados do canal radicular. Estes níveis elevados diminuem após o tratamento com $Ca(OH)_2$ durante a RCT. Em dentes submetidos a RCT usando $Ca(OH)_2$ como curativo do canal radicular, um índice inflamatório mais baixo é observado juntamente com um aumento da percentagem de fibroblastos. Além disso, os níveis de MMP- 2, MMP-8 e MMP-9 foram encontrados para ser menor do que aqueles em dentes com periodontite apical sem tratamento ou em dentes tratados com RCT de visita única. Estes factos apontam para uma síntese reduzida de MMP num ambiente rico em cálcio.[58]

Vários estudos demonstraram que as bactérias e os seus produtos aumentam a MMP-1 e a MMP-2 nas células da polpa, mas não têm qualquer efeito na MMP-9. Os níveis de MMP-1, - 2 e -3 expressos principalmente por monócitos/macrófagos e fibroblastos são significativamente mais elevados no tecido da pulpite aguda do que no tecido pulpar saudável. Os produtos bacterianos irritam os PMNs para libertarem MMP-8 e as citocinas pró-inflamatórias aumentam a MMP-1 e a MMP-2 no tecido pulpar. As bactérias e os seus produtos tendem a atuar na inflamação pulpar aumentando a produção de citocinas, através da via das citocinas, aumentando a expressão de MMP e irritando diretamente as células para produzirem MMPs. As células PMN estão envolvidas na formação de abcessos pulpares e, assim, as MMP-8 activadas participam na destruição dos tecidos da necrose e do abcesso pulpar. Uma vez que os PMNs estão a migrar e a recrutar células que são capazes de penetrar nos túbulos dentinários, as MMPs são úteis para este fim.[59]

MMPs NA INFLAMAÇÃO PERIÁPICA

A expressão e a atividade das MMPs nos tecidos adultos são normalmente bastante baixas, mas aumentam significativamente em muitos processos patológicos destrutivos, como a inflamação crónica e as lesões de destruição óssea. A MMP-1 (colagenase-1), a MMP-8 (colagenase-2) e a MMP-13 (colagenase-3) constituem uma subfamília de colagenase capaz de iniciar a degradação do colagénio fibrilar nativo dos tipos I, II, III, V e IX. A MMP-1, que é mais eficiente na clivagem do colagénio tipo III, é sintetizada e segregada por fibroblastos e macrófagos. É a colagenase mais frequentemente associada à remodelação normal dos tecidos. Também é produzida por outras células, como os osteoblastos e os odontoclastos. A MMP-8 é mais eficaz no início da degradação do colagénio de tipo I. A sua principal fonte celular são os PMNs, pelo que desempenha um papel fundamental na destruição dos tecidos durante as doenças inflamatórias. A MMP-13 é expressa em muitas condições patológicas associadas à degradação excessiva da MEC durante a inflamação crónica.[60]

Em condições normais, a degradação e a síntese dos componentes da MEC estão em equilíbrio, pelo que estas MMPs são expressas em níveis muito baixos, se é que o são. Sempre que é necessária uma remodelação ativa dos tecidos, a sua produção e ativação aumentam drasticamente. As MMPs têm um papel na formação da lesão periapical, uma vez que a inibição das MMPs aumenta significativamente o nível da lesão. As MMPs estão envolvidas na reação defensiva contra micróbios presentes na polpa dentária ou na área periapical e o aumento do nível da lesão pode dever-se a uma infeção pulpar mais rapidamente avançada.[61]

Na periodontite apical, a degradação do colagénio devido à infeção bacteriana no sistema de canais radiculares é um dos processos que tem sido atribuído à presença de MMPs. No caso da periodontite apical, a persistência de microrganismos após a terapia do canal radicular tem sido associada à presença de

desorganização e aumento dos níveis de MMPs na área periapical. A expressão de MMPs na periodontite apical foi confirmada em vários estudos. Verificou-se que a colagenase intersticial (MMP-1) é uma das enzimas chave no início da reabsorção óssea da lesão periapical. As MMP-2, MMP-3, MMP-8, MMP-9 e MMP-13 são as outras metaloproteinases da matriz que foram encontradas nas lesões periapicais.[62][63]

Na periodontite apical crónica, a MMP-8 foi detectada imunohistoquimicamente em neutrófilos polimorfonucleares, macrófagos e células plasmáticas. Trata-se de um processo complexo que envolve bactérias e seus produtos, imunoglobulinas, citocinas pró-inflamatórias e outros mediadores inflamatórios, que tendem a afetar-se mutuamente. Os PMNs, que actuam como a primeira barreira celular à invasão bacteriana, para além de destruírem as bactérias, destroem os tecidos circundantes através da secreção de MMPs, especialmente a MMP-8. Induzidas por produtos bacterianos ou toxinas, as células PMS podem libertar citocinas pró-inflamatórias, que estimulam autocrinicamente as PMS a libertar MMP. As células plasmáticas, que entram no tecido inflamatório depois dos PMN, segregam imunoglobulinas e também expressam MMP-8 e MMP-13. Os macrófagos, as principais células inflamatórias na periodontite apical crónica (PAC), participam na ativação dos PMN e dos linfócitos. Os macrófagos são considerados a principal fonte de IL-1//, IL-1/ e TNF-11. 4[6]

A imunorreactividade das MMP-1, -2 e -3 foi detectada em células plasmáticas, linfócitos e macrófagos presentes nas lesões periapicais. Os monócitos/macrófagos expressam MMP-8 e MMP-13. Estas MMP actuam tanto no processo intracelular (processo fagocítico) como no extracelular (destruição de tecidos). Os osteoclastos tendem a remover o osso na periferia da periodontite apical crónica (PAC), o que se deve em parte às MMPs, especialmente à MMP-9, segregada pelos primeiros. As MMPs segregadas por outras células que não os osteoclastos na PAC podem, assim, ser responsáveis pela degradação da MEC e pelos produtos residuais que surgem após a dissolução do osso pelos osteoclastos durante a formação da PAC.[60] [65]

O processo inflamatório e a destruição dos tecidos na PAC, que se assemelha em grande medida ao mesmo fenómeno observado na periodontite, são provocados por bactérias. Estas bactérias orais desencadeiam a libertação e ativação de MMPs pelas células PMN. Para além do outro mecanismo de destruição óssea, as MMPs também exercem um papel destrutivo na PAC. O objetivo do tratamento do canal radicular na PAC é remover as bactérias, os factores de virulência e as toxinas, juntamente com a reação inflamatória na área apical. Uma vez que a área está livre de bactérias e dos seus produtos, o processo inflamatório e as células inflamatórias diminuem. Assim, a RCT diminui a forma ativa e latente da MMP-8 nos exsudados do canal radicular e, por sua vez, a destruição do tecido inflamatório dependente da MMP-8. A clorexidina utilizada como medicação adjuvante no tratamento periapical, para além das suas propriedades antimicrobianas, exerce propriedades que inibem diretamente as MMPs e a sua ativação oxidativa.[66]

MMPs NA TERAPIA DA PULPA VITAL

Durante a desmineralização da cárie, as MMPs latentes são activadas devido ao pH ácido e digerem os componentes da matriz dentinária (DMCs). As MMPs podem ainda induzir a atividade de enzimas bacterianas, o que pode resultar na ativação de enzimas hidrolíticas latentes. Subsequentemente, os efeitos combinados de enzimas bacterianas activadas e MMPs, resultando na clivagem parcial de moléculas dentro da matriz dentinária, poderiam influenciar os aspectos de sinalização da dentinogénese terciária. A análise proteica por SDS-PAGE mostrou que os DMCs foram digeridos com MMPs-1, -2, -3, -8, -9, -13 e -20. A análise por Micro-CT da formação de tecido duro indicou que os DMCs digeridos com MMP-20 induziram dentina terciária altamente condensada sob os materiais de capeamento pulpar aplicados. Assim, pode sugerir-se que a MMP derivada do hospedeiro também está envolvida no processo de cicatrização de feridas do complexo dentina-polpa.[1]

MMPs na estabilidade das obrigações

Os agentes condicionadores ácidos utilizados na colagem da dentina e os ácidos fracos libertados pelas bactérias cariogénicas podem revelar e ativar as MMPs ligadas à matriz, que estão incorporadas na camada periférica da dentina. Estas enzimas endógenas também permanecem retidas na camada híbrida durante o processo de infiltração da resina, e os próprios agentes de ligação ácidos (independentemente de serem etch-and-rinse ou self-etch) podem ativar estas proteases endógenas. [67]

Uma vez que a impregnação da resina é frequentemente incompleta, as matrizes de colagénio desnudadas associadas à água livre (que serve como reagente de clivagem do colagénio para estas enzimas hidrolases endógenas) podem ser enzimaticamente rompidas, apresentando os locais de clivagem reconhecíveis e disponíveis, tornando-as mais vulneráveis às MMPs e catepsinas, contribuindo finalmente para a degradação da HL (camada híbrida). [68]

A degradação enzimática da matriz de colagénio por enzimas derivadas do hospedeiro desempenha um papel significativo na destruição da interface de união. Evidências de actividades colagenolíticas e gelatinolíticas em dentina parcialmente desmineralizada tratada com adesivos etch-and rinse ou self-etch suportaram inicialmente o potencial envolvimento destas proteases na rutura de fibrilas de colagénio incompletamente infiltradas com resina nas HLs.[69] Estes resultados foram mais recentemente confirmados com ensaios específicos de MMP-2 e MMP-9 em matrizes de dentina tratadas com adesivos etch-and-rinse e self-etch. Além disso, foi demonstrado que um adesivo auto-condicionante aumenta a síntese de MMP-2 em odontoblastos humanos, possivelmente aumentando a penetração de MMP-2 na HL através do fluido dentinário. [70]

Durante a aplicação de monómeros ácidos,

1. Os monómeros de resina ácida presentes nos adesivos etch-and-rinse ou self-etch podem, de facto, ativar formas latentes de MMPs (pró-MMPs) através do mecanismo de troca de cisteína que expõe os domínios catalíticos destas enzimas que foram bloqueados por pró-peptídeos.[71]

2. Não só as MMP, mas também as cisteína catepsinas são activadas e podem estar envolvidas na degradação do HL ao longo do tempo.[72]

3. Também activam as MMPs através da inibição do inibidor tecidular das metaloproteinases-1 nos complexos TIMP-MMP, produzindo assim MMPs activas.[73]

A MMP-8 é a principal MMP-colagenase na dentina, capaz de clivar o colagénio tipo I em fragmentos de colagénio com 3/4 e 1/4 de comprimento. O colagénio tipo I é um componente importante na camada híbrida, pelo que a sua quebra causa a falha da ligação resina-dentina.

A clorexidina,[74] tetraciclina, galardin,[75] cloreto de benzalcónio,[76] e metacrilatos de amónio quaternário[77] são apenas alguns dos inibidores de MMP testados que mostram efeitos positivos na estabilidade da força de adesão. A aplicação de clorexidina (0,2%-2%) preserva tanto a durabilidade como a resistência de união dos adesivos dentários. O efeito inibitório pode durar 9-12 meses. A CHX, que reduz eficazmente a atividade das MMP-2, -9 e -8 e das cisteína catepsinas, mesmo em concentrações tão baixas como 0,2%, demonstrou a preservação da resistência de união e a redução da degradação interfacial.[78]

MMPs NA PROGRESSÃO DA EROSÃO DENTAL

O mecanismo do processo de erosão em superfícies de dentina expostas não é totalmente compreendido. Após a exposição ácida, os minerais da junção dentina peritubular/intertubular são inicialmente extraídos. De seguida, a dentina peritubular é degradada e os túbulos dentinários tornam-se mais largos. Finalmente, pode ser detectada uma camada superficial de DOM. Segue-se uma zona parcialmente desmineralizada até se atingir a dentina interna sã (Meurman et al., 1991).[79]

A DOM é resistente à remoção mecânica por forças de escovagem de até 4 N. Pode proteger a dentina remanescente contra forças mecânicas, como a abrasão da escova de dentes (Ganss et al., 2007)[80] e pode limitar a difusão iónica para dentro e para fora da superfície desmineralizada. Isto reduz a progressão da erosão da dentina (Ganss et al., 2004).[81] No entanto, desconhece-se até que ponto este efeito protetor é relevante na realidade clínica, uma vez que a DOM pode ser degradada por proteases (Hannas et al., 2007).[44]

Considerando que a desmineralização erosiva ocorre na ausência de bactérias, é plausível que as enzimas derivadas do hospedeiro sejam responsáveis pela degradação da DOM, em contraste com as lesões de cárie, onde o impacto das enzimas derivadas de bactérias pode ser maior. As enzimas proteolíticas derivadas do hospedeiro são originárias da saliva ou da dentina (Van Strijp et al., 2003).[37]

Foram identificadas várias MMPs na dentina humana e bovina. Acredita-se que estejam envolvidas nas fases iniciais da dentinogénese, maturação durante o envelhecimento (Martin-De Las Heras et al., 2000),[82] formação e calcificação da dentina intra e intertubular (Hall et al., 1999), cárie dentária[61] e progressão da erosão (Barbosa et al., 2011).[83]

Na dentina humana, foram identificadas as MMPs-2, -3, -8 e -9. Entre estas, a MMP-8 parece ser a principal enzima colagenolítica (Sulkala et al., 2007).[84] Uma vez que é cada vez mais difícil para os investigadores obterem dentes humanos, os dentes de bovino têm sido frequentemente utilizados em estudos in vitro e in situ para simular o comportamento dos dentes humanos. As actividades das MMPs-2 e -9 na coroa humana, na coroa bovina, na raiz humana e na raiz bovina demonstraram ser aproximadamente semelhantes, indicando que todos estes substratos são adequados para experiências em que a atividade das MMP-2 e MMP-9 é investigada (Kato et al., 2011b).[85]

As MMPs são secretadas como precursores inactivos (pró-formas), necessitando de ativação para degradar os componentes da matriz extracelular. O mecanismo pelo qual as MMPs são activadas pelo pH baixo é relevante para a compreensão da erosão da dentina. As MMPs salivares humanas e purificadas (-2, -8 e -9) são activadas em pH baixo (4,5). No entanto, apesar de activadas, não conseguem degradar a matriz orgânica da dentina em pH ácido, o que pode ocorrer após a neutralização do pH. Estes eventos, que permitem a ativação das MMP, ocorrem tipicamente nos processos de cárie (Tjaderhane et al., 1998)[61] e de erosão, em que a queda do pH causada pelos ácidos é seguida de neutralização pelos tampões salivares. **A Fig. 9** mostra a apresentação esquemática das sequências alternadas de desmineralização e degradação da matriz orgânica numa lesão erosiva da dentina. O baixo pH do agente erosivo provoca a desmineralização da dentina, expondo as fibrilas de colagénio. Concomitantemente, as MMPs ligadas à dentina e/ou salivares são activadas. Quando o pH regressa a níveis neutros, as MMPs degradam a DOM, permitindo a progressão da perda de dentina.

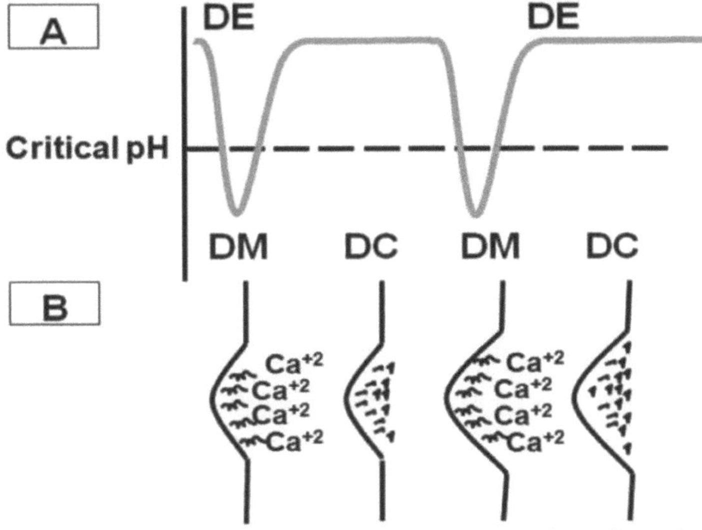

Figura 9. Apresentação esquemática das sequências alternadas de desmineralização e degradação da matriz orgânica numa lesão erosiva da dentina, demonstrando as alterações no pH (A) e as correspondentes alterações na lesão erosiva (B). Imediatamente após um desafio erosivo (CE), o pH diminui abaixo do nível em que ocorre a desmineralização erosiva (pH crítico, linha tracejada). As MMPs latentes são convertidas em formas activas. Devido à capacidade de tamponamento salivar, o pH aumenta lentamente, mas a desmineralização continua até que o pH crítico seja atingido (DM = período de desmineralização). Durante a desmineralização, as fibrilas de colagénio da matriz orgânica são expostas (B). Em pH baixo, a atividade das MMP é baixa. Com o aumento do pH, a atividade das MMPs aumenta, quebrando assim a matriz de colagénio revelada pela desmineralização (DC = degradação do colagénio) (B). A sequência repete-se após cada desafio erosivo, levando à progressão da erosão.

INIBIDORES DE MMP

(A) Inibidores naturais dos tecidos

Os TIMPs são os principais inibidores fisiológicos das MMPs, exibindo uma ação variável e não específica contra os diferentes membros das MMPs. Apresentam diferentes padrões de expressão nos tecidos e modos de regulação (Baker et al., 2002).[86] Os quatro TIMP, TIMP-1 a -4, são proteínas secretadas que formam complexos com MMPs e inibem as formas activas de todas as MMPs. Os TIMP-1, TIMP-2 e TIMP-4 podem ser encontrados na superfície celular em estreita associação com proteínas ligadas à membrana. Em contrapartida, o TIMP-3 é sequestrado na MEC através da ligação a PG contendo heparan-sulfato (Yu et al., 2000).[87]

Os TIMP mantêm um equilíbrio entre a destruição e a formação da matriz. O equilíbrio entre as MMPs e os TIMPs é perturbado em muitas doenças e pode resultar quer num excesso de degradação dos tecidos, como na artrite reumatoide e na malignidade, quer na acumulação de matriz extracelular, como nas doenças fibróticas (Overall e Lopez-Otín, 2002).[88] A tendência atual de procurar reequilibrar a relação MMP-TIMP para bloquear ou inverter a progressão da doença envolve o aumento da concentração local de TIMP ou a inibição da atividade das MMP através de pequenos inibidores sintéticos, como se descreve a seguir. Estes estudos utilizaram TIMP recombinantes ou sistemas básicos de transferência de genes (plasmídeos ou retrovírus), tanto no cancro como nas doenças cardiovasculares, e demonstraram bloquear a progressão da doença (Ahonen et al., 2002; George, 2000).[89,90]

Foi demonstrado que o TIMP-1 derivado da saliva mantém a estabilidade a um pH baixo, pelo que pode permanecer ativo após o aumento do pH e

60

exercer um potencial papel inibidor sobre as MMPs derivadas do hospedeiro na progressão da cárie dentária. No entanto, em lesões de cárie activas, o nível de TIMPs pode ser insuficiente para bloquear a progressão da destruição. O aumento da concentração local de TIMPs na lesão de cárie pode limitar a destruição da matriz e promover a remineralização e, portanto, representa uma estratégia potencial para uma terapia futura (Tjaderhane et al., 1998).[61]

(B) Inibidores sintéticos das MMP

A maioria dos inibidores de MMP de primeira geração foram concebidos como péptidos que imitam o colagénio, contendo a sequência de aminoácidos do colagénio perto do local de clivagem da colagenase, combinados com uma porção hidroxamato de ligação ao zinco para inibir a atividade enzimática. Outros grupos quelantes do zinco, como os succinatos, foram entretanto desenvolvidos. O batimastato e o marimastato são hidroxamatos que imitam o colagénio, desenvolvidos pela British Biotech Pharmaceuticals, e foram os mais estudados em termos de desenvolvimento pré-clínico e clínico (Rasmussen e McCann, 1997).[91] O batimastato foi um dos inibidores da primeira geração a ser estudado em seres humanos com neoplasias malignas avançadas, mas a sua utilidade foi limitada pela sua fraca solubilidade em água, exigindo a administração intraperitoneal do medicamento sob a forma de uma emulsão detergente. Este facto levou ao desenvolvimento de inibidores das MMP de segunda geração, como o marimastat, que estão disponíveis por via oral e foram objeto de ensaios clínicos de Fase I/II/III na América do Norte e na Europa (Wojtowicz-Praga et al., 1997).[92] O seu desempenho e a sua eficácia foram muito limitados no contexto do cancro metastático avançado (Bramhall et al., 2002; Overall e Lopez-Otin, 2002)[93] [88] e foram acompanhados de efeitos secundários indesejáveis, nomeadamente artralgia e mialgia. Desde então, foram desenvolvidos vários outros agentes novos - por exemplo, o CT 1166 demonstrou inibir eficazmente as MMPs (Fanchon et al., 2004).[94]

A utilização destes fármacos, que foram desenvolvidos principalmente para a terapia do cancro, parece ser inadequada para a inibição da cárie dentária, uma vez que estão associados a efeitos secundários importantes. No entanto, para controlar a cárie dentária, a aplicação tópica destes agentes pode ser suficiente, embora fosse preferível o desenvolvimento de novos inibidores selectivos e menos tóxicos das MMP (Overall e Lopez-Otín, 2002).[88]

(C) Ciclinas e bisfosfonatos

As tetraciclinas antimicrobianas convencionais são habitualmente utilizadas no tratamento da reabsorção óssea, como na artrite reumatoide (Lauhio et al., 1995)[95] e na periodontite (Ryan et al., 1996),[96] e estão atualmente a ser testadas tetraciclinas quimicamente modificadas (CMTs) não antimicrobianas. Estes estão entre os poucos inibidores de MMP que são seguros e eficazes, particularmente após administração oral. As CMTs inibem tanto a atividade como a secreção de MMPs e pensa-se que actuam através da quelação de $Ca^2 +$ (Golub et al., 1998).[97] Foi demonstrado que as tetraciclinas e as suas formas semi-sintéticas, a doxiciclina e a minociclina, inibem as MMP-1, MMP-2 e MMP-12, tanto in vitro como in vivo.

Para validar o papel das MMPs na progressão da cárie dentária, os investigadores testaram os efeitos de vários inibidores das MMPs, tais como

CMTs, zoledronato e a sua combinação in-vivo em ratos jovens (Sulkala et al., 2001).[73] Estes inibidores das MMP foram administrados por via oral durante 7 semanas e, ao mesmo tempo, os ratos receberam uma dieta altamente cariogénica associada à inoculação de uma suspensão fresca de Streptococcus sobrinus. Os autores observaram uma diminuição da progressão da cárie dentária nos animais tratados com inibidores de MMPs em comparação com os controlos. Além disso, todos os inibidores utilizados foram significativamente eficazes, mas a intensidade da inibição variou, sendo que o CMT-3, um dos CMTs mais estudados, demonstrou a inibição mais potente. O zoledronato, um bisfosfonato de terceira geração que inibe a atividade proteolítica das MMPs sem afetar a síntese (Boissier et al., 2000),[98] também demonstrou uma redução da progressão da cárie na dentina sob fissuras, mas a combinação CMT-3-zoledronato não potenciou o efeito. Com base em estudos pré-clínicos promissores e nos efeitos secundários geralmente ligeiros, o CMT-3 está atualmente a ser avaliado em ensaios clínicos em doentes com cancro por administração oral (Acharya et al., 2004).[99] Estão também em curso experiências para identificar análogos do CMT-3 e de outros CMT com melhor atividade em termos de especificidade e de eficácia in vivo em modelos animais, tal como descrito anteriormente para as fracções hidroxamato (Gupta et al., 2003).[100] Estas moléculas podem oferecer uma nova classe de fármacos muito promissora para inibir a progressão da cárie na dentina.

(D) Terapias naturais

Os efeitos de substâncias de origem natural no equilíbrio MMP/TIMP foram recentemente estudados para o tratamento de várias doenças. Os insaponificáveis de abacate e de soja, que se revelaram eficazes na redução da dor articular (Henrotin et al., 2003),[101] também demonstraram propriedades inibidoras das MMP in vitro (Kut et al., 1998).[102] Foram particularmente eficazes na inibição da libertação de MMP-2, MMP-3 e TIMP-1 induzida pela IL-1β pelos fibroblastos gengivais. Também se demonstrou que o ácido oleico inibe a atividade de várias MMPs, bem como a ativação da MMP-3 pela plasmina (Berton et al., 2001; Huet et al., 2004).[103] [104] Foi recentemente demonstrado in vitro que uma substância natural extraída de sementes de Lupinus albus (LU105) foi capaz de diminuir a expressão de MMP-2 e MMP-9 por fibroblastos gengivais derivados de tecido inflamado, sem modificar a quantidade de TIMP-2 expressa por estas células (Gaultier et al., 2003).[105] TIMP-1 e MMP-1 também foram significativamente diminuídas. O LU105 oferece assim uma boa oportunidade para a restauração de um equilíbrio correto entre as MMPs e os seus inibidores naturais na gengiva humana inflamada, na qual a destruição da MEC se deve provavelmente em grande parte às MMPs derivadas do hospedeiro. O extrato purificado do córtex do ulmeiro (Ulmi macrocarpa Hance) e o seu ingrediente ativo, o oligómero de procianidina, foram também sugeridos como potenciais agentes contra as doenças periodontais, uma vez que demonstraram ter efeitos inibidores potentes tanto nas MMPs derivadas do hospedeiro como nas proteases dos principais periodontopatógenos (Song et al., 2003).[106]

A atividade quimiopreventiva do cancro do chá verde foi sugerida por estudos epidemiológicos (Mukhtar e Ahmad, 1999).[107] Verificou-se que os polifenóis do chá verde, especialmente o galato de epigalocatequina (EGCG), têm uma atividade inibidora potente e distinta contra a MT1-MMP, resultando na diminuição da ativação da proMMP-2. Além disso, as MMP-

2 e MMP-9, bem como as actividades de MMP-12 dos macrófagos e neutrófilos, também foram diretamente inibidas pela EGCG (Demeule et al., 2000; Garbisa et al., 2001).[108] [109] Os efeitos inibidores de MMP destas substâncias naturais sugerem, portanto, que poderiam ser eficazes na inibição da progressão da cárie dentária. A ausência de efeitos secundários indesejáveis, quando comparados com os dos fármacos sintéticos, torna-as particularmente atractivas para o tratamento da cárie dentária, uma vez que podem ser integradas nos produtos tópicos de uso diário, como pastas dentífricas e colutórios, ou por aplicação direta, como vernizes.[110]

Em conclusão, a inibição das MMPs por diversos inibidores e, em particular, por substâncias naturais, poderia constituir uma potencial via terapêutica para evitar a progressão da cárie na dentina, uma vez que o papel das MMPs neste processo está firmemente demonstrado. Esta revisão reforça a necessidade de mais investigações neste domínio.

PERSPECTIVAS FUTURAS E CONCLUSÃO

Nos últimos anos, tem sido dada muita atenção à via de degradação da MEC dependente de MMP. Os inibidores de MMP que previnem a degradação do colagénio durante a cárie dentária, devem ser recomendados para utilização na cicatrização natural da matriz dentinária cariada para induzir a remineralização. Seria benéfico aplicar inibidores de MMP durante o processo de ligação da dentina, que têm a capacidade não só de inibir a degradação do colagénio da dentina nas camadas híbridas, mas também de melhorar a estabilidade da ligação da dentina e de prevenir cáries secundárias. Os novos sistemas de ligação devem fornecer capacidades inibidoras de MMP de longa duração para manter a integridade da camada híbrida e para melhorar a durabilidade da ligação à dentina das restaurações adesivas.

As MMPs são atualmente consideradas como biomarcadores importantes para a investigação em várias áreas especializadas da medicina dentária. A MMP-9 produzida pelas células PMN durante a inflamação ajuda a distinguir entre pulpite reversível e irreversível.

A medição dos níveis de MMP-8 no exsudado periapical pode ser utilizada como um marcador biológico para acompanhar a atividade inflamatória e o desempenho do tratamento do canal radicular. Podem ser utilizados vários ensaios, como o ensaio de zimografia de gelatina, ELISA específico, imunoensaio, ensaio fluorométrico, ensaio radioisotópico e ensaio de exposição a fagos para detetar MMPs na dentina cariada, fluido dentinário, exsudados do canal radicular, etc.

Tendo em consideração a presença aumentada de MMPs no local da lesão cariosa, polpa inflamada e tecido periapical, juntamente com o facto de que quando esta resposta inflamatória diminui, o nível de MMPs diminui, pode concluir-se que as MMPs desempenham um papel importante na degradação da estrutura colagénica e na propagação da patologia. Ao mesmo tempo, são um componente essencial do tecido no processo fisiológico de remodelação dos tecidos.

REFERÊNCIAS

1. Anshida VP, Kumari RA, Murthy CS, Samuel A. "Extracellular matrix degradation by host matrix metalloproteinases in restorative dentistry and endodontics: An overview". J Oral Maxillofac Pathol. 2020; 2: 352-360.

2. Jain A, Bahuguna R. "Role of matrix metalloproteinases in dental caries, pulp and periapical inflammation: An overview." J Oral Biol Craniofac Res. 2015; 3: 212-218.

3. Le NT, Xue M, Castelnoble LA, Jackson CJ. "As personalidades duplas das metaloproteinases da matriz na inflamação". Front Biosci. 2007; 12: 1475-1487.

4. Sternlicht M, Werb Z. "How matrix metalloproteinases regulate cell behaviour." Annu Rev Cell Dev Biol. 2001; 17: 463-516.

5. Mazzoni A, Tjaderhane L, Checchi V, Di Lenarda R, Salo T, Tay FR, Pashley DH, Breschi L. "Papel das MMPs da dentina na progressão da cárie e na estabilidade da ligação". J Dent Res. 2015; 2: 241-251.

6. Page-McCaw A, Ewald AJ, Werb Z. "Matrix metalloproteinases and the regulation of tissue remodelling." Nat Rev Mol Cell Biol. 2007; 8: 221-233.

7. Becker JW, Marcy AI, Rokosz LL, Axel MG, Burbaum JJ, Fitzgerald PM, Cameron PM, Esser CK, Hagmann WK, Hermes JD. "Stromelysin-1: estrutura tridimensional do domínio catalítico inibido e da proenzima truncada em C". Protein Sci. 1995; 4: 1966-1976.

8. Bode W, Fernandez-Catalan C, Tschesche H, Grams F, Nagase H, Maskos K. "Propriedades estruturais das metaloproteinases da matriz". Cell Mol Life Sci. 1999; 4: 639-652.

9. Briknarova K, Gehrmann M, Bányai L, Tordai H, Patthy L, Llinas M. "Gelatin-binding region of human matrix metalloproteinase-2: solution

structure, dynamics, and function of the COL-23 two-domain construct." J Biol Chem. 2001; 29: 27613-27621.

10. Roeb E, Schleinkofer K, Kernebeck T, Potsch S, Jansen B, Behrmann I, Matern S, Grotzinger J. "O domínio da hemopexina da metaloproteinase 9 (mmp-9) é um novo domínio de ligação à gelatina e actua como antagonista." J Biol Chem. 2002; 52: 50326-50332.

11. Morgunova E, Tuuttila A, Bergmann U, Tryggvason K. "Structural insight into the complex formation of latent matrix metalloproteinase 2 with tissue inhibitor of metalloproteinase 2." Proc Natl Acad Sci. 2002; 11: 74147419.

12. Visse R, Nagase H. "Matrix metalloproteinases and tissue inhibitors of metalloproteinases: structure, function, and biochemistry." Circ Res. 2003; 8: 827-839.

13. Martignetti JA, Aqeel AA, Sewairi WA, Boumah CE, Kambouris M, Mayouf SA, Sheth KV, Eid WA, Dowling O, Harris J, Glucksman MJ, Bahabri S, Meyer BF, Desnick RJ. "A mutação do gene da metaloproteinase 2 da matriz (MMP2) causa uma síndrome multicêntrica de osteólise e artrite". Nat Genet. 2001; 3: 261-265.

14. Suzuki K, Enghild JJ, Morodomi T, Salvesen G, Nagase H. "Mechanisms of activation of tissue procollagenase by matrix metalloproteinase 3 (stromelysin)." Biochem. 1990; 44: 10261-10270.

15. Park HI, Ni J, Gerkema FE, Liu D, Belozerov VE, Sang QX. "Identificação e caraterização da endometase humana (metaloproteinase-26 da matriz) do tumor endometrial". J Biol Chem. 2000; 27: 20540 -20544.

16. Velasco G, Cal S, Merlos-Suárez A, Ferrando AA, Alvarez S, Nakano A, Arribas J, López-Otín C. "Human MT6-matrix metalloproteinase: identification, progelatinase A activation, and expression in brain

tumors. " Cancer Res. 2000; 4: 877-882.

17. Kolb C, Mauch S, Peter HH, Krawinkel U, Sedlacek R. "A metaloproteinase de matriz RASI-1 é expressa em vasos sanguíneos sinoviais de um doente com artrite reumatoide." Immunol Lett. 1997; 1: 83-88.

18. Li W, Gibson CW, Abrams WR, Andrews DW, DenBesten PK. "A hidrólise reduzida da amelogenina pode resultar em amelogénese imperfeita ligada ao X". Matrix Biol. 2001; 8: 755-760.

19. Pei D, Kang T, Qi H. "Cysteine array matrix metalloproteinase (CA-MMP)/MMP-23 is a type II transmembrane matrix metalloproteinase regulated by a single cleavage for both secretion and activation." J Biol Chem. 2000; 43: 33988-33997.

20. Saarialho-Kere U, Kerkela E, Jahkola T, Suomela S, Keski-Oja J, Lohi J. "A expressão da epilisina (MMP-28) está associada à proliferação celular durante a reparação epitelial."
J Invest Dermatol. 2002; 1: 14-21.

21. Nagase H. "Activation mechanisms of matrix metalloproteinases" (Mecanismos de ativação das metaloproteinases da matriz). Biol Chem. 1997; 3: 151-160.

22. Gu Z, Kaul M, Yan B, Kridel SJ, Cui J, Strongin A, Smith JW, Liddington RC, Lipton SA. "S-Nitrosilação de metaloproteinases de matriz: via de sinalização para a morte de células neuronais". Cell Mol Life Sci. 2002; 5584: 11861190.

23. Nagase H, Enghild JJ, Suzuki K, Salvesen G. "Stepwise activation mechanisms of the precursor of matrix metalloproteinase 3 (stromelysin) by proteinases and (4-aminophenyl) mercuric acetate." Biochem J. 1990; 24: 5783-5789.

24. Pei D, Weiss SJ. "Ativação intracelular dependente de furina do

zimogénio da estromelisina 3 humana". Nat Rev Mol Cell Biol. 1995; 3: 244-247.

25. Strongin AY, Collier I, Bannikov G, Marmer BL, Grant GA, Goldberg GI. "Mecanismo de ativação da superfície celular da colagenase 72-kDa tipo IV: isolamento da forma activada da metaloprotease de membrana". J Biol Chem. 1995; 10: 5331-5338.

26. Jo Y, Yeon J, Kim HJ, Lee ST. "Análise do efeito do inibidor de tecido das metaloproteinases-2 na ativação da metaloproteinase-2 de matriz pró-matriz pela metaloproteinase de matriz tipo 1 de membrana utilizando o sistema de expressão de baculovírus/células de inseto". Biochem J. 2000; 3: 511-519.

27. Morrison CJ, Butler GS, Bigg HF, Roberts CR, Soloway PD, Overall CM. "A ativação celular de MMP-2 (gelatinase A) por MT2-MMP ocorre através de uma via independente de TIMP-2. J Biol Chem". 2001; 50: 47402-47410.

28. Ortega N, Behonick D, Stickens D, Werb Z. "How proteases regulate bone morphogenesis." Ann N Y Acad Sci. 2003; 1: 109-116.

29. Fanchon S, Bourd K, Septier D, Everts V, Beertsen W, Menashi S, Goldberg M. "Envolvimento das metaloproteinases da matriz no início da mineralização da dentina". Eur J Oral Sci. 2004; 2: 171-176.

30. Bartlett JD, Simmer JP. "Proteinases no desenvolvimento do esmalte dentário". Crit Rev Oral Biol Med. 1999; 4: 425-441.

31. Bourd-Boittin K, Fridman R, Fanchon S, Septier D, Goldberg M, Menashi S. "A inibição da metaloproteinase da matriz prejudica o processamento, a formação e a mineralização dos tecidos dentários durante o desenvolvimento dos molares do rato. " Exp Cell Res. 2005; 2: 493-505.

32. Larmas M, Sándor GK. "Enzimas, dentinogénese e cárie dentária: A literature review." J Oral Maxillofac Res. 2014; 4: 1-12.

33. Sulkala M, Larmas M, Sorsa T, Salo T, Tjaderhane L. "A localização da metaloproteinase de matriz-20 (MMP-20, enamelysin) em dentes humanos maduros." J Dent Res. 2002; 9: 603-607.

34. Birkedal-Hansen H, Moore WG, Bodden MK, Windsor LJ, Birkedal-Hansen B, DeCarlo A, Engler JA. "Matrix metalloproteinases: uma revisão". Crit Rev Oral Biol Med. 1993; 2: 197-250.

35. Sorsa T, Suomalainen K, Uitto VJ. "O papel do fluido crevicular gengival e das colagenases intersticiais salivares nas doenças periodontais humanas." Arch Oral Biol. 1990; 5: 193-196.

36. Ingman T, Tervahartiala T, Ding Y, Tschesche H, Haerian A, Kinane DF, Konttinen YT, Sorsa T. "Matrix metalloproteinases and their inhibitors in gingival crevicular fluid and saliva of periodontitis patients." J Clin Periodontol. 1996; 12: 1127-1132.

37. Van Strijp AJ, Jansen DC, DeGroot J, ten Cate JM, Everts V. "Proteinases derivadas do hospedeiro e degradação do colagénio da dentina in situ." Caries Res. 2003; 1: 58-65.

38. Ogbureke KU, Fisher LW. "Expressão de SIBLINGs e seus parceiros MMPs em glândulas salivares". J Dent Res. 2004; 9: 664-670.

39. Goldberg M, Septier D, Bourd K, Hall R, George A, Goldberg H, Menashi S. "Immunohistochemical localization of MMP-2, MMP-9, TIMP-1, and TIMP-2 in the forming rat incisor." Connect Tissue Res. 2003; 3: 143153.

40. Heikinheimo K, Salo T. "Expressão do colagénio tipo IV da membrana basal e das colagenases tipo IV (MMP-2 e MMP-9) em dentes fetais humanos". J Dent Res. 1995; 5: 1226-1234.

41. Hall R, Septier D, Embery G, Goldberg M. "Stromelysin-1 (MMP-3) in forming enamel and predentine in rat incisor-coordinated distribution with proteoglycans suggests a functional role." Histochem J. 1999; 12: 761770.

42. Bourd-Boittin K, Septier D, Hall R, Goldberg M, Menashi S. "Immunolocalization of enamelysin (matrix metalloproteinase-20) in the forming rat incisor". J Histochem Cytochem. 2004; 4: 437-445.

43. Chaussain-Miller C, Fioretti F, Goldberg M, Menashi S. "O papel das metaloproteinases da matriz (MMPs) na cárie humana". J Dent Res. 2006; 1: 22-32.

44. Hannas AR, Pereira JC, Granjeiro JM, Tjaderhane L. "The role of matrix metalloproteinases in the oral environment." Ata Odontol Scand. 2007; 1: 1-13.

45. Chaussain C, Boukpessi T, Khaddam M, Tjaderhane L, George A, Menashi S. 2013. "Degradação da matriz dentinária pelas metaloproteinases da matriz do hospedeiro: inibição e perspectivas clínicas para

regeneração". Front Physiol. 2013; 4: 308.

46. Nascimento FD, Minciotti CL, Geraldeli S, Carrilho MR, Pashley DH, Tay FR, Nader HB, Salo T, Tjaderhane L, Tersariol IL. "Cisteína catepsinas em dentina cariada humana". J Dent Res. 2011; 4: 506-511.

47. Charadram N, Farahani RM, Harty D, Rathsam C, Swain MV, Hunter N. 2012. "Regulação da formação de dentina reacionária por odontoblastos em resposta à invasão polimicrobiana da matriz dentinária". Matrix Biol.. 2012; 1: 265-275.

48. Vidal CM, Tjaderhane L, Scaffa PM, Tersariol IL, Pashley D, Nader HB, Nascimento FD, Carrilho MR. "Abundância de MMPs e catepsinas cisteínicas em dentina afetada por cárie". J Dent Res. 2014;

3: 269-274.

49. Mazzoni A, Pashley DH, Nishitani Y, Breschi L, Mannello F, Tjaderhane L, Toledano M, Pashley EL, Tay FR. "Reativação de actividades proteolíticas endógenas inactivadas em dentina gravada com ácido fosfórico por adesivos etch-and-rinse". Biomat. J. 2006; 25: 4470-4476.

50. Bertassoni LE, Habelitz S, Kinney JH, Marshall SJ, Marshall GW Jr. 2009. "Perspetiva biomecânica sobre a remineralização da dentina". Caries Res. 2009; 1: 70-77.

51. Deyhle H, Bunk O, Müller B. 2011. "Nanoestrutura de dentes humanos saudáveis e afectados por cáries". Nanomedicine. 2011; 6: 694-701.

52. Tjaderhane L, Nascimento FD, Breschi L, Mazzoni A, Tersariol IL, Geraldeli S, Tezvergil-Mutluay A, Carrilho MR, Carvalho RM, Tay FR, Pashley DH. "Otimização da durabilidade da ligação à dentina: controlo da degradação do colagénio por metaloproteinases da matriz e cisteína catepsinas." Dent Mater. 2013; 1: 116-135.

53. Tjaderhane L, Nascimento FD, Breschi L, Mazzoni A, Tersariol IL, Geraldeli S, Tezvergil-Mutluay A, Carrilho M, Carvalho RM, Tay FR, Pashley DH. "Estratégias para prevenir a degradação hidrolítica da camada híbrida - Uma revisão". Dent Mater. 2013; 10: 999-1011.

54. Muromachi K, Kamio N, Matsuki-Fukushima M, Narita T, Nishimura H, Tani-Ishii N, Sugiya H, Matsushima K. "Metalloproteases and CCN2/CTGF in dentin-pulp complex repair". J Oral Biosci. 2015; 2: 8690.

55. Evrosimoska B, Dimova C, Kovacevska I, Panov S. "Concentração de colagenases (MMP-1, -8, -13) em pacientes com tecido pulpar dentário cronicamente inflamado." Sec Bio Med Sci. 2012; 2: 191-204.

56. Lin SK, Wang CC, Huang S, Lee JJ, Chiang CP, Lan WH, Hong CY.

"Indução da expressão do gene da metaloproteinase-1 da matriz de fibroblastos da polpa dentária e do inibidor tecidual da metaloproteinase-1 pela interleucina-1 alfa e pelo fator de necrose tumoral alfa através de uma via dependente da prostaglandina". J Endod. 2001; 3: 185-189.

57. Chang YC, Yang SF, Hsieh YS. "Regulação da produção de metaloproteinase de matriz- 2 por citocinas e agentes farmacológicos em culturas de células de polpa humana". J Endod. 2001; 11: 679-682.

58. Nakata K, Yamasaki M, Iwata T, Suzuki K, Nakane A, Nakamura H. "Anaerobic bacterial extracts influence production of matrix metalloproteinases and their inhibitors by human dental pulp cells." J Endod. 2000; 7: 410- 413.

59. Lin SK, Kok SH, Kuo MY, Wang TJ, Wang JT, Yeh FT, Hsiao M, Lan WH, Hong CY. "Expressões sequenciais dos genes MMP-1, TIMP-1, IL-6 e COX-2 em lesões periapicais induzidas em ratos." Eur J Oral Sci. 2002; 3: 246253.

60. Kiili M, Cox SW, Chen HY, Wahlgren J, Maisi P, Eley BM, Salo T, Sorsa T. "Collagenase-2 (MMP-8) and collagenase-3 (MMP-13) in adult periodontitis: molecular forms and levels in gingival crevicular fluid and immunolocalisation in gingival tissue." J Clin Periodontol. 2002; 3: 224232.

61. Tjaderhane L, Larjava H, Sorsa T, Uitto VJ, Larmas M, Salo T. "A ativação e função das metaloproteinases da matriz do hospedeiro na quebra da matriz da dentina em lesões de cárie." J Dent Res. 1998; 8: 1622-1629.

62. Wahlgren J, Salo T, Teronen O, Luoto H, Sorsa T, Tjaderhane L. "Matrix metalloproteinase-8 (MMP-8) in pulpal and periapical inflammation and periapical root-canal exudates." Int Endod J. 2002;

11: 897-904.

63. Paula-Silva FWG, D'Silva NJ, Silva LAB, Kapila YL. "Alta atividade da metaloproteinase de matriz é uma caraterística dos granulomas periapicais. "J Endod. 2009; 9: 1234-1242.

64. Leonardi R, Caltabiano R, Loreto C. "Collagenase-3 (MMP-13) is expressed in periapical lesions: an immunohistochemical study. " Int Endod J. 2005; 5: 297-301.

65. Shin SJ, Lee JI, Baek SH, Lim SS. "Níveis teciduais de metaloproteinases de matriz em polpas e lesões periapicais". J Endod. 2002; 4: 313-315.

66. Mantyla P, Stenman M, Kinane DF, Tikanoja S, Luoto H, Salo T, Sorsa T. "Stick de teste da colagenase-2 (MMP-8) do fluido crevicular gengival para monitorização da periodontite na cadeira." J Periodontal Res. 2003; 4: 436-439.

67. Zhou W, Liu S, Zhou X, Hannig M, Rupf S, Feng J, Peng X, Cheng L. "Modificação de materiais adesivos para melhorar a longevidade das restaurações resinosas". Int J Mol Sci. 2019; 3: 723.

68. Zheng P, Chen H. "Avaliar o efeito de diferentes inibidores de mmps nas propriedades físicas adesivas de adesivos dentários, resistência de união e atividade de substrato de mmp." Sci Rep 2017; 1: 4975.

69. Pashley DH, Tay FR, Breschi L, Tjaderhane L, Carvalho RM, Carrilho M, Tezvergil-Mutluay A. "Adesivos de condicionamento ácido e enxaguamento de última geração". Dent Mater. 2011; 1: 1-16.

70. Mazzoni A, Carrilho M, Papa V, Tjaderhane L, Gobbi P, Nucci C, Di Lenarda R, Mazzotti G, Tay FR, Pashley DH, Breschi L. "Ensaio de MMP-2 na camada híbrida criada por um adesivo de dois passos etch-and-rinse: Biochemical and immunohistochemical analysis". J Dent. 2011; 7: 470477.

71. Mazzoni A, Scaffa P, Carrilho M, Tjaderhane L, Di Lenarda R, Polimeni A, Tezvergil-Mutluay A, Tay FR, Pashley DH, Breschi L. "Efeitos dos adesivos etch- and-rinse e self-etch na dentina MMP-2 e MMP-9." J Dent Res. 2013; 1: 82-86.

72. Tezvergil-Mutluay, A., Agee, K. A., Hoshika, T., Carrilho, M., Breschi, L., Tjaderhane, L., Nishitani, Y., Carvalho, R. M., Looney, S., Tay, F. R., & Pashley, D. H. "The requirement of zinc and calcium ions for functional MMP activity in demineralized dentin matrices." Dent Mater. 2010; 11: 1059-1067.

73. Sulkala M, Wahlgren J, Larmas M, Sorsa T, Teronen O, Salo T, Tjaderhane L. "The effects of MMP inhibitors on human salivary MMP activity and caries progression in rats." J Dent Res. 2001; 6: 1545-1549.

74. Breschi, L., Mazzoni, A., Nato, F., Carrilho, M., Visintini, E., Tjaderhane, L., Ruggeri, A., Tay, F. C. M., Dorigo, E. D. S., & Pashley, D. H. "Chlorhexidine stabilizes the adhesive interface: Um estudo in vitro de 2 anos". Dent Mater. 2010; 4: 320-325.

75. Breschi L, Martin P, Mazzoni A, Nato F, Carrilho M, Tjaderhane L, Visintini E, Cadenaro M, Tay FR, De Stefano Dorigo E, Pashley DH. "Utilização de um inibidor de MMP específico (galardin) para a preservação da camada híbrida". Dent Mater. 2010; 6: 571-578.

76. Tezvergil-Mutluay A, Mutluay MM, Gu LS, Zhang K, Agee KA, Carvalho RM, Manso A, Carrilho M, Tay FR, Breschi L, Suh BI, Pashley DH. "A atividade anti-MMP do cloreto de benzalcónio". J Dent. 2011; 1: 57-64.

77. Tezvergil-Mutluay A, Agee KA, Uchiyama T, Imazato S, Mutluay MM, Cadenaro M, Breschi L, Nishitani Y, Tay FR, Pashley DH. "Os

efeitos inibitórios dos metacrilatos de amónio quaternário em MMPs solúveis e ligadas à matriz". J Dent Res. 2011; 4: 535-540.

78. Scaffa PM, Vidal CM, Barros N, Gesteira TF, Carmona AK, Breschi L, Pashley DH, Tjaderhane L, Tersariol IL, Nascimento FD, Carrilho MR. "A clorexidina inibe a atividade das cisteíno catepsinas dentárias". J Dent Res. 2012; 4: 420-425.

79. Meurman JH, Drysdale T, Frank RM. "Erosão experimental da dentina". J Dent Res. 1991; 6: 457-462.

80. Ganss C, Schlueter N, Hardt M, von Hinckeldey J, Klimek J. "Efeitos da escovagem de dentes na dentina erodida". Eur J Oral Sci. 2007; 5: 390-396.

81. Ganss C, Klimek J, Starck C. "Análise quantitativa do impacto da matriz orgânica sobre o efeito do flúor na progressão da erosão na dentina humana utilizando microradiografia longitudinal." Arch Oral Biol. 2004; 11: 931-935.

82. Martin-De Las Heras S, Valenzuela A, Overall CM. "A matriz metaloproteinase gelatinase A na dentina humana". Arch Oral Biol. 2000; 9: 757-765.

83. Barbosa CS, Kato MT, Buzalaf MA. "Efeito da suplementação de refrigerantes com extrato de chá verde no seu potencial erosivo contra a dentina". Aust Dent J. 2011; 3: 317-321.

84. Sulkala M, Tervahartiala T, Sorsa T, Larmas M, Salo T, Tjaderhane L. "Matrix metalloproteinase-8 (MMP-8) is the major collagenase in human dentin." Arch Oral Biol. 2007; 2: 121-127.

85. Kato MT, Hannas AR, Leite AL, Bolanho A, Zarella BL, Santos J, Carrilho M, Tjaderhane L, Buzalaf MA. "Atividade das metaloproteinases de matriz em dentina bovina versus humana".

Caries Res. 2011; 5: 429-434.

86. Baker AH, Edwards DR, Murphy G. "Inibidores da metaloproteinase: acções biológicas e oportunidades terapêuticas". J Cell Sci. 2002; 19: 3719-3727.

87. Yu WH, Yu S, Meng Q, Brew K, Woessner JF Jr. "TIMP-3 binds to sulfated glycosaminoglycans of the extracellular matrix." J Biol Chem. 2000; 40: 31226-31232.

88. Overall CM, Lopez-Otin C. "Strategies for MMP inhibition in cancer: innovations for the post-trial era." Nat Rev Cancer. 2002; 2: 657-672.

89. Ahonen M, Ala-Aho R, Baker AH, George SJ, Grénman R, Saarialho-Kere U, Kahari VM. "Atividade antitumoral e efeito espetador do inibidor de tecido de metaloproteinases-3 administrado por adenovir". Mol Ther. 2002; 6: 705-715.

90. George SJ. "Potencial terapêutico dos inibidores da metaloproteinase da matriz na aterosclerose". Opin Investig Drugs. 2000; 9: 993-1007.

91. Rasmussen HS, McCann PP. "A inibição da metaloproteinase da matriz como uma nova estratégia anticancerígena: uma revisão com foco especial no batimastat e no marimastat". Pharmacol Ther. 1997; 1: 69-75.

92. Wojtowicz-Praga SM, Dickson RB, Hawkins MJ. "Inibidores da metaloproteinase da matriz. Invest New Drugs". 1997; 1: 61-67.

93. Bramhall SR, Schulz J, Nemunaitis J, Brown PD, Baillet M, Buckels JA. "Um estudo aleatório, em dupla ocultação, controlado por placebo, que compara a gemcitabina e o marimastat com a gemcitabina e o placebo como terapia de primeira linha em doentes com cancro pancreático avançado." Br J Cancer. 2002; 2: 161-167.

94. Fanchon S, Bourd K, Septier D, Everts V, Beertsen W, Menashi S, Goldberg M. "Envolvimento das metaloproteinases da matriz no início

da mineralização da dentina". Eur J Oral Sci. 2004; 2: 171-176.

95. Lauhio, A., Salo, T., Tjaderhane, L., Lahdevirta, J., Golub, L. M., e Sorsa, T. "Tetracyclines in treatment of rheumatoid arthritis." Lancet. 1995; 8975; 645-646.

96. Ryan, M. E., Ramamurthy, S., e Golub, L. M. "Matrix metalloproteinases and their inhibition in periodontal treatment. " Curr. Opin. Periodontol. 1996; 3: 85-96.

97. Golub LM, Lee HM, Ryan ME, Giannobile WV, Payne J, Sorsa T. "As tetraciclinas inibem a degradação do tecido conjuntivo através de múltiplos mecanismos não antimicrobianos." Adv Dent Res. 1998; 2: 12-26.

98. Boissier S, Ferreras M, Peyruchaud O, Magnetto S, Ebetino FH, Colombel M, Delmas P, Delaissé JM, Clézardin P. "Bisphosphonates inhibit breast and prostate carcinoma cell invasion, an early event in the formation of bone metastases." Cancer Res. 2000; 11: 2949-2954.

99. Acharya MR, Venitz J, Figg WD, Sparreboom A. "Tetraciclinas quimicamente modificadas como inibidores das metaloproteinases da matriz". Drug Resist Updat. 2004; 3:195-208.

100. Gupta SP, Maheswaran V, Pande V, Kumar D. "Um estudo QSAR comparativo sobre a inibição da anidrase carbónica e da metaloproteinase da matriz por hidroxamatos de aminoácidos sulfonilados". J Enzyme Inhib Med Chem. 2003; 1: 7-13.

101. Henrotin YE, Sanchez C, Deberg MA, Piccardi N, Guillou GB, Msika P, Reginster JY. "Os insaponificáveis de abacate / soja aumentam a síntese de aggrecan e reduzem a produção de mediadores catabólicos e pró-inflamatórios por condrócitos osteoartríticos humanos". J Rheumatol. 2003; 8: 18251834.

102. Kut C, Assoumou A, Dridi M, Bonnefoix M, Gogly B, Pellat B, Guillou GB, Godeau G. "Análise morfométrica da degradação das fibras elásticas gengivais humanas pelo efeito protetor da elastase leucocitária humana dos insaponificáveis de abacate e soja (ASU)." Pathol Biol. 1998; 7: 571-576.

103. Berton A, Rigot V, Huet E, Decarme M, Eeckhout Y, Patthy L, Godeau G, Hornebeck W, Bellon G, Emonard H. "Involvement of fibronectin type II repeats in the efficient inhibition of gelatinases A and B by long-chain unsaturated fatty acids". J Biol Chem. 2001; 23: 20458-20465.

104. Huet E, Cauchard JH, Berton A, Robinet A, Decarme M, Hornebeck W, Bellon G. "Inhibition of plasmin-mediated prostromelysin-1 activation by interaction of long chain unsaturated fatty acids with kringle." Biochem Pharmacol. 2004; 4: 643-654.

105. Gaultier F, Foucault-Bertaud A, Lamy E, Ejeil AL, Dridi SM, Piccardi N, Piccirilli A, Msika P, Godeau G, Gogly B. "Efeitos de um extrato vegetal de Lupinus albus (LU 105) na produção de metaloproteinases matriciais (MMP1, MMP2, MMP9) e inibidor tecidular de metaloproteinases (TIMP1, TIMP2) por fibroblastos gengivais humanos em cultura." Clin Oral Investig. 2003; 4: 198-205.

106. Song SE, Choi BK, Kim SN, Yoo YJ, Kim MM, Park SK, Roh SS, Kim CK. "Efeito inibitório do oligómero de procianidina do córtex do olmo nas metaloproteinases e proteases da matriz dos periodontopatógenos". J Periodont Res. 2003; 3: 282-289.

107. Mukhtar H, Ahmad N. "Green tea in chemoprevention of cancer." Toxicol Sci. 1999; 2: 111-117.

108. Demeule M, Brossard M, Pagé M, Gingras D, Béliveau R. "Matrix

metalloproteinase inhibition by green tea catechins." Biochim Biophys Ata. 2000; 1: 51-60.

109. Garbisa S, Sartor L, Biggin S, Salvato B, Benelli R, Albini A. "Gelatinases tumorais e invasão inibidas pelo flavanol do chá verde epigalocatequina-3-galato". Cancer. 2001; 4: 822-832.

110. Sartor L, Pezzato E, Dell'Aica I, Caniato R, Biggin S, Garbisa S. "Inhibition of matrix-proteases by polyphenols: chemical insights for antiinflammatory and anti-invasion drug design." Biochem Pharmacol. 2002; 2: 229-237.

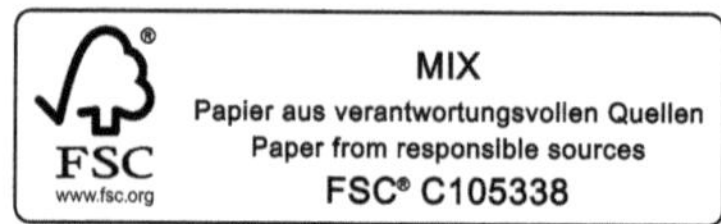

Printed by Books on Demand GmbH, Norderstedt / Germany